みえる！わかる！

婦人科・産科・女性医療のくすり

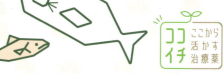

ココイチ ここから活かす治療薬

編集
柴田綾子
淀川キリスト教病院
産婦人科 医長

苦手を克服！女性を悩ませる疾患・症状に使われるくすり，まるっとコンパクトにまとめました！

1部 婦人科・産科のくすり一覧

子宮内膜症治療薬
先発品名：ディナゲ〔…〕
後発品：あり

ジエノゲスト

剤形
GE有　GE有

現場で使える！エキスパートの覚え書き

禁忌	診断のつかない異常性器出血；妊婦；妊娠の可能性；本剤の成分に対〔…〕腫大または重度の貧血
代謝・排泄	肝臓で大部分が代謝（主にCYP3A4）．水酸化およびグルクロン酸抱合〔…〕

◆ プロゲステロン受容体に選択的に作用するプロゲスチン（合成黄体ホル〔…〕
◆ 服用は必ず月経周期2〜5日目から開始し，休薬期間なしで必要に応じ〔…〕
◆ 長期的に使用可能であり副作用が比較的少ないため，子宮内膜症や〔…〕薬として使用されることが多い．ただし，1年を超える投与の有効性お〔…〕

〔…〕重増加，乳房痛，疲労感，抑う〔…〕する

経験豊富な専門家の目線で医薬品情報を整理！

〔…〕クラリスロマイシン〔…〕との併用に注意〔…〕加および流産な〔…〕がみら〔…〕

〔…〕を2回に分け，月経周期2〜5日目より経口投与する．
ディナゲスト錠1mg，OD錠1mg：〔子宮内膜症，子宮腺筋症に伴う疼〔…〕
通常，成人にはジエノゲストとして1日2mgを2回に分け，月経周期2〜〔…〕経口投与する．

2部 婦人科疾患・女性医療と薬物療法

女性にまつわる疾患・症状と，それらに対する医薬品の使い方を専門家がやさしく解説！

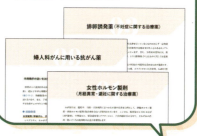

3部 用語解説

ライフステージと性ホルモン／月経前症候群／月経困難症／子宮内膜症／更年期症候群／性感染症／HPVワクチン／切迫早・流産／母子免疫／不妊治療　ほか

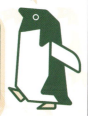

◆ 薬局 2025年3月 増刊号 Vol.76 No.4
◆ B5判／248頁／オールカラー
◆ 定価 3,300円（本体 3,000円＋税10%）
◆ 978-4-525-94026-3　◆ 2025年3月発行

JN223741

詳しくはwebで

9784525940263

南山堂　〒113-0034 東京都文京区湯島4-1-11
TEL 03-5689-7855　FAX 03-5689-7857（営業）

URL　https://www.nanzando.com
E-mail　eigyo_bu@nanzando.com

5月号 CONTENTS（2025 Vol.76 No.6）

特集
抗アミロイドβ抗体
アルツハイマー病新薬をよみとく B 面（ベーシック）, やくだつ C 面（クリニカル）

特集にあたって ……………………………………………………………… 井原 涼子　10

［B 面（ベーシック）］添付文書のキーワードから理解する抗アミロイドβ抗体の基礎知識

① アミロイドβ ─アルツハイマー病の病態生理 ……………………… 富田 泰輔　12

② 抗アミロイドβ抗体 ─レカネマブとドナネマブ …………………… 坂下 泰浩 ほか　17

③ 軽度認知障害（MCI）および軽度の認知症
　　─抗アミロイドβ抗体の適応 ………………………………………… 和田 健二　21

④ アミロイドPET ─画像検査によるアルツハイマー病の診断 ……… 石井 賢二　26

⑤ 脳脊髄液（CSF）バイオマーカー
　　─脳脊髄液検査によるアルツハイマー病の診断 …………………… 渡邉 緑 ほか　33

⑥ アミロイド関連画像異常（ARIA）─抗アミロイドβ抗体の副作用 … 新堂 晃大　38

⑦ アポリポタンパク質（APOE）
　　─副作用リスクを予測する遺伝学的検査 …………………………… 関島 良樹　42

[Ｃ面]抗アミロイドβ抗体の適正使用をサポートするための臨床知識

① 抗アミロイドβ抗体を使いたい・使っている患者からの質問に答える ……… 栗原　正典　45

② アルツハイマー病の発見や受診勧奨についての対応 ……… 川勝　忍 ほか　51

③ 抗アミロイドβ抗体の投与前の処方設計 ……… 和泉　唯信 ほか　55

④ 抗アミロイドβ抗体の副作用管理 ……… 中根　一　59

⑤ 抗アミロイドβ抗体のアドヒアランスの管理 ……… 丸木　雄一　67

⑥ 抗アミロイドβ抗体と従来の抗認知症薬の関わり ……… 古和　久朋　71

シリーズ

えびさんぽ ―――― 6 / 80
抗アミロイドβ抗体薬はアルツハイマー病の
認知機能を改善しますか？　　　　　　青島 周一

薬剤師40年目の独り言 ―――― 76
専門・認定資格がないと
薬剤師は優秀ではないのか？　　鎧のない薬剤師

飲み合わせ研究所
子どもの服薬Tips ―――― 78
〈第29回〉
ツムラ葛根湯エキス顆粒（医療用）
　　　　　　　　　　　　　　小嶋　純　米子 真記

医薬品適正使用・育薬
フラッシュニュース ―――― 82
・降圧薬で高齢者の湿疹性皮膚炎リスクが上昇？
・降圧薬のアドヒアランスが悪い患者の特徴
　　　　　　　　　　　　　佐藤 宏樹　澤田 康文

「全（ZEN）か無（MU）か」じゃないんだよ
薬物相互作用 ―――― 84
[最終回]
アメナメビル関連薬物相互作用
　　　　　　　　　　　　　平井 利典　児島 悠史

薬剤師の1, 2, 3, 4！（ヒフみよ）
大井教授の皮膚×くすり講座 ―――― 92
5時限目　皮膚バリア機能の喪失によって
引き起こされる疾患　　　　　　　　大井 一弥

タイパUP！誰も教えてくれなかった
臨床業務の段取り
お手本ファイル ―――― 100
〈File 02〉
緊急入院時の腎機能評価に基づく持参薬評価
　　　　　　　　　　　　　　　　浦田 元樹

がん研有明病院薬剤部の
ABCセミナーの楽屋話 ―――― 107
・胃がんの薬物療法
・がん治療の薬薬連携・トレーシングレポート
　　　　　　　　　　　　　青山　剛　清水 久範

Gebaita?! 薬剤師の語(カタ)ログ ―――― 112
〈第41回〉
そうだ，学校へ行こう　　　　　　中嶋 亜紀

ぐっとよくなる！漢方処方
快訣(かいけつ)ビフォーアフター ―――― 116
〈第17回〉
「もう一つの選択肢」としての漢方治療
化膿性疾患に対する戦略を流用する
　　　　　　　　　　　　　　　　津田 篤太郎

薬剤師力の型
新たな思考と
行動プランを手に入れろ！ ―――― 120
〈肆拾壱ノ型〉
効果および安全性，
価格が最適な薬剤を提案せよ！　　　安藤 正純

書評
速解！調剤報酬2024-25（南山堂） ―――― 16

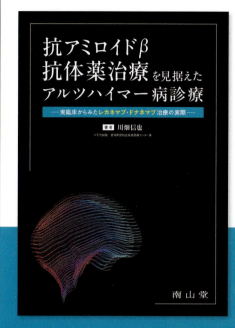

抗アミロイドβ抗体薬治療を見据えたアルツハイマー病診療

――実臨床からみたレカネマブ・ドナネマブ治療の実際――

八千代病院／愛知県認知症疾患医療センター長　**川畑信也** 著

- B5判 / 148頁
- 定価 4,400円（本体 4,000円+税10%）
- ISBN 978-4-525-21491-3
- 2025年3月発行

抗アミロイドβ抗体薬の書籍が早くも登場！

アルツハイマー病の新規治療薬「抗アミロイドβ抗体薬」をまとめた待望の一冊！
実臨床で認知症診療に関わる臨床医が，どのように軽度アルツハイマー病を診断したうえで抗アミロイドβ抗体薬を使用していったらよいのか，困ったときにどう対応したらよいのか，抗アミロイドβ抗体薬を有効に使用するためにどうすればよいのかを，長年にわたり認知症診療に携わってきた著者の考え方を紹介する．

主な内容

- **第1章** 臨床医が知っておくべき抗アミロイドβ抗体薬の知識
- **第2章** 実臨床から考えるアルツハイマー病診断への道筋
- **第3章** アミロイドPET検査をどのような患者に利用したらよいか
- **第4章** 実臨床でアルツハイマー病による軽度認知障害および軽度認知症をどう診断していくか
- **第5章** レカネマブを使用するための実用的手順と注意点
- **第6章** ドナネマブを使用するための実用的手順と注意点
- **第7章** 事例から考えるレカネマブ（レケンビ®）治療の実際
- **第8章** 実臨床から考えるレカネマブ（レケンビ®）治療 Q&A

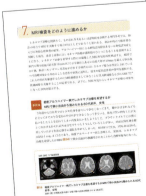

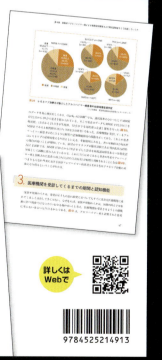

詳しくはWebで

南山堂　〒113-0034 東京都文京区湯島4-1-11
TEL 03-5689-7855　FAX 03-5689-7857（営業）

URL　https://www.nanzando.com
E-mail　eigyo_bu@nanzando.com

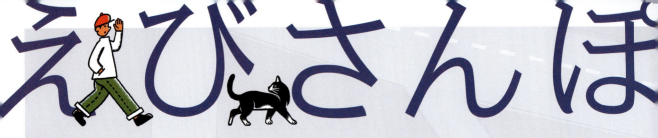

第41回 抗アミロイドβ抗体薬はアルツハイマー病の認知機能を改善しますか?

アルツハイマー病(AD)の病理学的特徴の一つである**老人斑**は，**アミロイドβ(Aβ)**とよばれるタンパク質を主な構成要素とする．アミロイドβが脳の神経細胞に損傷を与え，ADを引き起こすという病態生理学的仮説を**アミロイド仮説**とよぶ[1]．抗アミロイドβ抗体薬は，アミロイド仮説に基づいて開発

▶ 知っておきたいランドマークスタディ

■PMID：23883379
- P ADの疑いのある患者1,537人（平均73歳）
- E1 semagacestat 100mg E2 semagacestat 140mg
- C プラセボ
- O 76週後のADAS-cog11（0〜70点，スコアが高いほど認知機能障害が大きい）

EXPEDITION3試験 PMID：29365294
- P アミロイドの沈着を認める軽度のAD患者2,129人（平均73歳）
- E solanezumab 400mg C プラセボ
- O 80週後のADAS-cog14（0〜90点，スコアが高いほど認知機能障害が大きい）

2013年 ① ②
ADAS-cog変化
E1：+7.5
E2：+7.8
C：+6.4

2014年 ① ③
最小二乗平均差
−0.2
[−1.4〜−1.0]

2018年 ① ③
最小二乗平均差
−0.80
[−1.73〜0.14]

① ②
平均差（E2 vs C）
0.4
[−0.8〜1.5]

Bapineuzumab 301試験 PMID：24450891
- P 軽度〜中等度のAD患者1,121人（平均72歳）
- E bapineuzumab 0.5mg/kg
- C プラセボ
- O 78週後のADAS-cog11（0〜70点，スコアが高いほど認知機能障害が大きい）

■PMID：29719179
- P 軽度〜中等度のAD患者1,958人（平均71〜72歳）
- E1 verubecestat 12mg E2 verubecestat 40mg
- C プラセボ
- O 78週後のADAS-cog11（0〜70点，スコアが高いほど認知機能障害が大きい）

① アミロイドβの産生メカニズム

アミロイドβ(Aβ)は，βセクレターゼ（β-site APP cleaving enzyme 1：BACE1）およびγセクレターゼがアミロイドβ前駆体タンパク質(APP)を切断することによって生成される．βセクレターゼによる切断プロセスは，アミロイドβ産生の律速段階であり，同酵素の活性がADの進行に大きく影響すると考えられている．γセクレターゼは，**プレセニリン**を活性サブユニットとし，主にAβ40とAβ42の2つのアミロイドβを産生する．このうちAβ42は凝集性が高く，神経毒性も強いと考えられている[2]．

なお，家族性ADでは，APP，プレセニリン1，プレセニリン2の遺伝子変異が知られており，これもまた，アミロイド仮説を支持する根拠だと考えられている[3]．

② セクレターゼを治療標的とした薬剤

semagacestatは，ADの治療薬として開発された**γセクレターゼ阻害薬**である．しかし，2013年に報告されたRCTでは，semagacestatの投与で認知機能の改善は認められず，140mgの投与を受けた群ではプラセボ群と比べて**日常生活機能が悪化した**．

verubecestatはBACE1阻害薬であり，βセクレターゼを阻害することでアミロイドβの産生を抑制すると考えられていた．しかし，2018年に報告されたRCTでは，ADAS-cogによる認知機能障害の評価で，プラセボと統計学的有意な差を認めなかった．一方，verubecestat群では，皮疹，転倒・外傷，睡眠障害，自殺念慮，体重減少，毛髪変色などの有害事象が増加した．

ランドマークスタディと路地裏エビデンス（ロジエビ）

臨床での使い方…p.80

医療法人社団徳仁会 中野病院 薬局
青島周一

膨大な数の論文を前に，どんな論文を読み，どのように活用すればよいかわからず，迷子になっていませんか？ ここでは，治療方針を左右するような「ランドマークとなる臨床研究」を時系列で整理．さらに，知っていると日々の業務に役立つ「路地裏エビデンス」を紹介．実際の臨床判断にエビデンスをどのように生かすかを考えます．

されたAD治療薬である．今回は，抗アミロイドβ抗体薬の主要なランダム化比較試験（RCT）を時系列で紹介する．

図中の[ ]に記載されている数値：
95％信頼区間もしくは97.5％信頼区間
P Patient：患者
E Exposure：曝露もしくは介入
C Comparison：比較対照
O Outcome：アウトカム

Clarity AD試験 PMID：36449413
- **P** アミロイド沈着が認められる早期AD患者1,795人（平均71歳）
- **E** レカネマブ10mg/kg
- **C** プラセボ
- **O** 18ヵ月後のCDR-SB（0〜18，スコアが高いほど障害が大きい）

① ④ 2021年
スコア変化の差
3.20
[0.12〜6.27]

PMID：33720637
- **P** タウおよびアミロイド沈着が認められた早期AD患者257人（平均75歳）
- **E** ドナネマブ700〜1,400mg
- **C** プラセボ
- **O** 76週後のiADRS（0〜144，スコアが低いほど認知機能障害が大きい）

① ④ 2022年
差
−0.45
[−0.67〜−0.23]

① ④ 2023年
差
−0.31
[−0.66〜0.05]

GRADUATE I試験 PMID：37966285
- **P** アミロイド沈着が認められる軽度認知障害または軽度AD患者985人（平均71〜72歳）
- **E** gantenerumab（目標用量510mg）
- **C** プラセボ
- **O** 116週後のCDR-SB（0〜18，スコアが高いほど障害が大きい）

③ 抗アミロイドβモノクローナル抗体

抗アミロイドβモノクローナル抗体は，脳内に沈着したアミロイドβを除去する作用が期待でき，認知機能障害の進行を抑止する効果が期待されてきた．
bapineuzumabは，神経系に作用するモノクローナル抗体である．しかし，2014年に報告されたRCTにおいて，同薬の有効性は示されなかった．
solanezumabは，可溶性アミロイドβを標的とするモノクローナル抗体である．同薬の有効性はEXPEDITION 1試験および2試験で検証され，2014年に報告された[4]．しかしながら，いずれの試験においても認知機能の改善を認めなかった．2018年には，**EXPEDITION3試験**の結果も報告されているが，solanezumabの有効性は示されなかった．

④ 2020年以降に報告されたRCT

2022年にはアデュカヌマブ[5]，そして2023年にはgantenerumabの有効性を検証したRCTの結果が報告されている．いずれも抗アミロイドβモノクローナル抗体薬であるが，ADに対する有効性は明確に示されていない．
2025年3月現在において，国内で承認されている抗アミロイドβ抗体薬は，**ドナネマブおよびレカネマブ**である．2021年に報告されたRCTにおいて，76週後のiADRS変化はドナネマブ群で−6.86点，プラセボ群で−10.06点，統計学的にも有意な改善が示された（スコア差：3.2）．レカネマブについても，**Clarity AD試験**においてCDR-SBスコアに対する有効性が示されている．

ロジエビ 1 レカネマブは患者や介護者の生活の質を改善しますか？

アルツハイマー病患者にレカネマブを投与すると，生活の質の低下が少なく，介護者の負担も低下するかもしれない．

Clarity AD試験の二次解析　DB/14ヵ国　[J Prev Alzheimers Dis, 10(4)：771-777, 2023. PMID：37874099]

P 1,795人
アミロイド沈着が認められる50〜90歳の早期AD*1患者
年齢：平均71歳
女性：51.6〜53%
ApoE4*2キャリア：69%
AD*1の罹病期間：1.34〜1.41年

E レカネマブ10mg/kgを2週間ごとに静脈内投与　859人

18ヵ月

C プラセボを2週間ごとに静脈内投与　875人

O 18ヵ月時点での健康関連QOL指標の変化
プラセボ群のスコア変化と比較したレカネマブ群のスコア変化の差（マイナスであるほど良好）

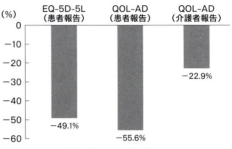

- EQ-5D-5L（患者報告）：-49.1%
- QOL-AD（患者報告）：-55.6%
- QOL-AD（介護者報告）：-22.9%

EQ-5D-5L（0[最悪]〜100点[最良]），QOL-AD（13[最悪]〜52点[最良]）

*1：アルツハイマー病
*2：アポリポタンパク質E

ロジエビ 2 アミロイド仮説は，アルツハイマー病の病態生理を合理的に説明していますか？

アミロイドβの減少と病状進行に統計学的にも有意な関連を認め，アミロイド仮説を支持するかもしれない．

TRAILBLAZER-ALZ試験の二次解析　DB/米国・カナダ　[JAMA Neurol, 79(10)：1015-1024, 2022. PMID：36094645]

P 272人*
60〜85歳でアミロイドβの蓄積および中等度のタウ病理が確認された早期アルツハイマー病患者
年齢：平均75.2歳
女性：53.3%

*：このうち15人は解析から除外

E ドナネマブを4週ごとに静脈内投与（投与開始から3回は700mg，その後は1,400mg）　131人

52週

C プラセボを4週ごとに静脈内投与　126人

O アミロイドβの減少と病状進行の関係

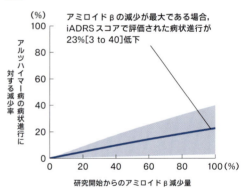

アミロイドβの減少が最大である場合，iADRSスコアで評価された病状進行が23%[3 to 40]低下

横軸：研究開始からのアミロイドβ減少量
縦軸：アルツハイマー病の病状進行に対する減少率

用語解説

【盲検化の表示】 OPL：open-label（非盲検）／SB：single-blind（単盲検：患者，もしくは治療者のどちらか一方のみを盲検化）／DB：double-blind（二重盲検：患者と治療者の両方が盲検化）／PROBE：prospective randomized open blinded end-point（アウトカム評価者のみを盲検化）

【非劣性試験】 新しい治療法が，既存の治療に少なくとも劣っていないことを検証するための研究手法．非劣性の判定は研究開始前に設定された非劣性マージンの中に，解析結果として得られた95%信頼区間の下限値もしくは上限値が収まっているかで評価する．

【PMID】 医学論文のオンラインデータベースであるMEDLINEの検索エンジン「PubMed」が各論文に割り振っているID番号．PubMed（https://pubmed.ncbi.nlm.nih.gov/）の検索ボックスにPMIDを入力すれば，当該論文に直接アクセスできる．

【PECO】 臨床的な疑問を構成する4要素．Patient（患者），Exposure（曝露もしくは介入），Comparison（比較対照），Outcome（結果）の頭文字．

【HR（hazard ratio）】 ハザード比．相対危険（relative risk）の一種で，C群に対するE群のアウトカム発症率の比を表す統計指標のこと．

【RRR（relative risk reduction）】 相対危険減少．1から相対危険（ハザード比など）を引いた値．

【95%信頼区間】 図中の[ ]に記載されている数値．研究参加者で得られた相対危険などの統計指標を，研究に参加していない集団にも広く一般化した場合に取り得る上限値と下限値の幅．研究結果として得られた統計指標の値が95%の確率で信頼区間の上限値から下限値まで変化し得ると解釈しても問題ない．

参考文献

1) EMBO Mol Med, 8：595-608, 2016.［PMID：27025652］
2) Molecules, 25：5789, 2020.［PMID：33302541］
3) Alzheimers Res Ther, 3：1, 2011.［PMID：21211070］
4) N Engl J Med, 370：311-321, 2014.［PMID：24450890］
5) J Prev Alzheimers Dis, 9：197-210, 2022.［PMID：35542991］

薬局 Back Number

バックナンバーのご案内

定価 **2,200**円
（本体2,000円＋税10％）

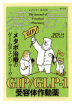
前号　2025年4月号
メタボ治療の
ゲームチェンジャー！？
GIP/GLP-1
受容体作動薬

2025年3月号
増悪を防ぐ！
連携のポイントを
掴み，実践する，
心不全フォロー
アップ

2025年2月号
今こそ知りたい！
JAK阻害薬
適応の拡大を
追いかける＆免疫系に
強くなる

2025年1月号
薬剤師の情報福袋
新薬，診療GL, etc
詰め合わせ

2024年12月号
プラス漢方でかゆい
ところに手が届く！
皮膚疾患・
皮膚トラブル

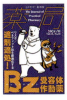
2024年11月号
適剤適処！
Bz受容体作動薬
リスク／ベネフィット比
を最適化する

2024年10月号
口腔機能低下症・
嚥下障害のミカタ
服薬サポートの
引き出しを
増やしませんか！？

2024年9月号
剤形蘊蓄
コツコツ学ぶ，
あしたの"剤テク"

2024年8月号
もっと抗菌薬が
好きになる
微生物学検査の
活かし方

2024年7月号
Hey 薬剤師外来
「外来診療の質を
上げる方法を教えて」

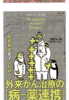
2024年6月号
加算算定までつなげる！
外来がん治療の
「病-薬連携」

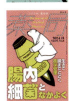
2024年5月号
腸内細菌となかよく
生きて腸までとどく
薬学管理

2024年4月号
ストップ！CKD
「腎臓を守る」
包括的な視点

2024年3月号
微量元素 みいつけた
生理作用・疾患・
くすりと食品に
クローズアップ！

2024年2月号
子どものための
ステロイド外用剤の
レシピ

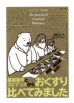
2024年1月号
基礎薬学と
エビデンスから
おくすり比べて
みました

2023年12月号
2023年なにあった？
今年注目の
診療ガイドライン＆
新薬・新規効能・新剤形

2023年11月号
転ばぬ先の漢方薬
脱・介護！フレイル・
ロコモ・サルコペニア
対策の新たな一手

2023年10月号
ひとりでできるもん
薬剤師のものさし
先輩が使ってる
評価基準や情報源を
まとめました

2023年9月号
めまいを起こす薬・
治す薬
原因・症状のおさらい＆
薬剤性めまいを
見逃さない

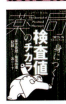
2023年8月号
身につく！検査値の
チカラ
薬学管理・服薬指導・
記録にどう活かす？

年間購読，バックナンバーのご注文は，最寄りの書店または(株)南山堂 営業部へお申し込みください．

 南 山 堂　〒113-0034 東京都文京区湯島4-1-11
TEL 03-5689-7855　FAX 03-5689-7857（営業）
URL　http://www.nanzando.com
E-mail　eigyo_bu@nanzando.com

特集

抗アミロイドβ抗体
アルツハイマー病新薬をよみとくB面(ベーシック),やくだつC面(クリニカル)

特集にあたって

　高齢化の加速するわが国において，認知症は喫緊の課題です．厚生労働省研究班が実施した認知症の患者数の推計では，2022年時点で全国に認知症の患者が443万人，認知症の手前の状態の軽度認知障害の患者が558万人と見積もられ，今後さらに増加することが試算されています．アルツハイマー病は，認知症の原因として最も多い疾患で，その6割くらいを占めると考えられています．

　アルツハイマー病に対する薬剤として，症状を改善する効果のあるコリンエステラーゼ阻害薬やNMDA受容体拮抗薬が従来から用いられてきましたが，これらは一時的に症状を改善させるものであり，進行を抑える効果はありませんでした．アルツハイマー病の病態の本流に作用して進行を抑制する作用をもつ薬剤はさまざまなものが開発され，患者を対象にした治験が行われてきましたが，20年近くにわたって失敗続きでした．そのようななか，アルツハイマー病の待望の新薬として，2023年9月にレカネマブ，2024年9月にはドナネマブがわが国でも承認され，一般向けにも大きなニュースになりました．これらの薬剤は，アルツハイマー病の病態において中心的な役割を担うアミロイドβに作用する薬剤で，病態の進行を遅らせ，症状の進行を遅らせる効果が期待されます．一方，従来から用いられてきた症状改善薬とは，対象病期を含む患者の適

応や，投与方法，副作用への備えなどの点で大きく異なります．新規作用機序をもつ革新的な医薬品であるため，最適使用推進ガイドラインが公開されています．それを正しく理解して使用していく必要があります．

　これらの新薬の登場と時期を同じくして，2024年1月に『共生社会の実現を推進するための認知症基本法』が施行されました．この認知症基本法は，認知症の人が尊厳を保ちながら希望をもって暮らすことができることを目的に掲げています．レカネマブやドナネマブは，患者本人の日常生活動作の自立が保たれる期間を延長させる効果が示されており，この認知症基本法の目的に沿った治療薬であるといえるでしょう．

　本特集では，患者が自立してその人らしく生活できることにつながるこれらの治療薬をどう正しく使っていくかを具体的にお示ししつつ，治療を支えるチームの一員の薬剤師として押さえておきたい基本知識を経験豊富な先生方に解説いただきました．新しい認知症診療の理解の一助となれば幸いです．

東京都健康長寿医療センター 脳神経内科　医長

井原 涼子

特集▶▶▶抗アミロイドβ抗体　アルツハイマー病新薬をよみとくB面，やくだつC面

[B面]添付文書のキーワードから理解する抗アミロイドβ抗体の基礎知識①

アミロイドβ
アルツハイマー病の病態生理

富田 泰輔
東京大学大学院薬学系研究科 機能病態学教室　教授

Key Points
- 異常タンパク質の蓄積が認知症の主因であり，特にアルツハイマー病（AD）ではアミロイドβ（Aβ）やタウが関与する．
- ADの分子病態は発症する10～20年以上前から始まり，Aβの蓄積がタウ病態の脳内伝播を引き起こし，神経細胞死に至る．
- ADリスク遺伝子の解析からミクログリアやアストロサイトの関与が注目され，Aβとタウの病態をつなぐ病的機能が示唆されている．

病理学から分子病態解明

現在，超高齢社会を迎えているわが国において，認知症は大きな社会問題として認識されている．認知症の原因となる疾患は，大きく分けてアルツハイマー病（Alzheimer's disease：AD），血管性認知症，レビー小体型認知症（dementia with Lewy bodies：DLB），前頭側頭型認知症（frontotemporal dementia：FTD）の4種類が知られており，そのうちADが全体の60％以上を占めている．AD患者脳においては，細胞外における老人斑および細胞内における神経原線維変化の出現が知られている．これらの主要構成成分は，それぞれアミロイドβペプチド（amyloid-β peptide：Aβ）およびタウである．Aβは，前駆体タンパクであるAβ前駆体タンパク質（APP）がβおよびγセクレターゼによって連続的に切断を受けて産生され，分泌される（図1）．Aβ産生総量を決定するN末端側の切断を担うβセクレターゼの分子実体は，BACE1とよばれる膜結合型プロテアーゼである．一方，続けて生じるAβのC末端長を決定するγセクレターゼによる切断は，Aβの凝集性を規定する．Aβのアミノ酸配列に基づいて*APP*遺伝子がクローニングされ，その後急速に進展した家族性アルツハイマー病（FAD）の遺伝学的解析により，*APP*遺伝子上に連鎖する遺伝子変異が見いだされ，APPおよびAβがAD発症に関わる分子として一気に注目を浴びるようになった．そしてFAD変異はAβ産生量を増加，またはAβそのものの凝集を促進することが明らかとなり，これらの変異を含むAPPを過剰発現させた遺伝子改変マウスではAβの蓄積が再現された．さらにその後，FAD変異の多くが機能未知であっ

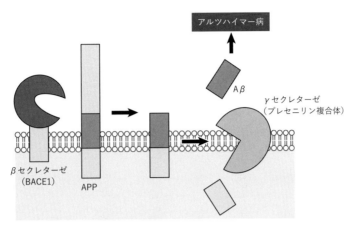

[図1] アミロイドβ（Aβ）産生機構
APP：アミロイドβ前駆体タンパク質

た遺伝子プレセニリン（PS）1，PS2（*PSEN1*，*PSEN2*）に同定され，凝集性の高いC末端長が長いAβの産生を亢進させること，また生化学的および遺伝学的解析から，プレセニリンを活性中心サブユニットとする膜タンパク質複合体がγセクレターゼであることが明らかとなった[1,2]．一方，アイスランドにおける全国民のゲノム解析から，βセクレターゼによる切断効率を低下させるレアバリアント（rare variant）がADに対して予防的に作用する変異として同定され，遺伝学的には脳内Aβ産生プロセスやAβの凝集性の多寡がAD発症に大きく影響することが示された[3]．しかし大部分のAD患者は孤発性であり，Aβ産生活性の変動は認められない．興味深いことに，孤発性AD患者では脳からのAβクリアランス速度の低下が認められた[4]．そのため，Aβがどのように脳からクリアランスされていくかについて精力的に研究されている．そのメカニズムとしては，プロテアーゼによる分解，細胞による直接的な貪食，血液脳関門を介した選択的な末梢血への排出が以前から研究されていた．加えて近年，新たに見いだされた，血管を取り巻くアストロサイトによって構築されているグリンファティックシステムもAβの排出に関わっていることが報告されている．これらクリアランス機構の変容は慢性的に脳内Aβ濃度を上昇させると考えられ，孤発性AD患者における脳Aβ蓄積の原因と想定されている[5]．

一方，タウは主に神経細胞に発現している微小管安定化タンパクである．興味深いことに，神経原線維変化はADのみならず，老人斑蓄積を認めない神経変性疾患であるFTDや頭部外傷患者においても蓄積が認められる．また家族性FTDでは凝集性を亢進させるタウ遺伝子変異が同定されている．これらの結果から，神経細胞内におけるタウの凝集や蓄積は，神経細胞死に関わる共通した病態と捉えられている．さらに，このような細胞内タンパク質凝集病態は，DLBやパーキンソン病（Parkinson's disease：PD），筋萎縮性側索硬化症（amyotrophic lateral sclerosis：ALS）などの神経変性疾患でも認められる．興味深いことに，それぞれの疾患において異なるタンパク質が蓄積している．DLBやPDではαシヌクレイン，ALSではTDP-43やfused in sarcoma（FUS）が蓄積している

タンパク質である．またTDP-43はFTDにおいても蓄積が認められる．そして家族性PDではαシヌクレイン遺伝子に，家族性ALSではTARDBP（TDP-43をコードする遺伝子）やFUS遺伝子に変異が同定された．これらの事実から，細胞内外における異常タンパク質蓄積はそれぞれの疾患の発症プロセスに直接関与しており，どのタンパク質が蓄積するのかが疾患特異性を決定すると考えられている[6]．

慢性タンパク質代謝疾患としてのアルツハイマー病

脳脊髄液におけるAβやタウの生化学解析に基づくバイオマーカー研究と，凝集したAβに結合性の高い化合物を利用したPETイメージングの開発は，これまで剖検脳を用いた病理解析しかできなかったAD研究に大きな進歩をもたらし，脳内におけるAD発症プロセスに関連した生化学的な変化が明らかとなった．特に認知機能が正常に保たれている高齢者でもAβ蓄積がみられる場合があること，さらにそのフォローアップ研究から，Aβ蓄積がその後のAD発症リスクと相関することも示された．また，大規模臨床観察研究Dominantly Inherited Alzheimer Network（DIAN）における，Aβ産生や凝集性を亢進する効果を有する遺伝子変異をもつFAD家系のバイオマーカー変化から，FADを発症する10〜20年以上前から脳内でAβ蓄積が生じていること（プレクリニカルAD），数年間遅れて脳脊髄液中のタウが上昇すること（タウの蓄積を反映する），その後脳萎縮が生じ，さらにはFADを発症することが確認された[7]．またモデル動物を用いた実験においても，脳内のAβ蓄積周囲に神経突起の変性が認められること，その変性突起の中でタウの異常リ

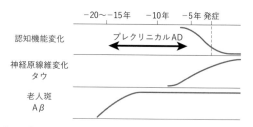

[図2] 長期間にわたるAD発症プロセス
AD：アルツハイマー病，Aβ：アミロイドβ

ン酸化が認められること，さらにタウ蓄積病理がAβ蓄積によって誘導・伝播していくことが示された．一方，凝集Aβに対する抗体医薬の治験において脳内Aβ蓄積の減少と並行して脳脊髄液中のタウが低下することが明らかとなった[8]．これらの結果から，脳内Aβ濃度はAD発症プロセスを開始し，その結果として生じるタウ蓄積および病態の伝播が神経機能低下および変性に至らしめている，と考えられるようになった（図2）．すなわち，ADの発症機序として，長期間にわたる産生・分解バランスの異常による脳内Aβ濃度の上昇が凝集・蓄積を惹起し，その周囲における神経変性突起内でタウ蓄積病態の進行および伝播がさまざまな脳領域において神経細胞死を引き起こしてAD発症を招く，という考え方がAD発症のセントラルパスウェイとして成立した．

Aβ蓄積に対する脳内炎症応答

古典的にAD患者脳内におけるアストロサイトやミクログリアの異常活性化および増生は，グリオーシスとして知られていた．しかし，これらの脳内炎症システムがAD発症の原因なのか結果なのかは不明であった．2000年代に入りシーケンス技術が飛躍的に進歩し，そのなかで見いだされた遺伝学的ADリスク因子の大部分がミクログリア特異的に発

現していることが示された．またAD発症リスクを著明に上昇させるレアバリアントとして，マクロファージ・ミクログリア特異的に発現する*triggering receptor expressed on myeloid cells 2*（*TREM2*）遺伝子のバリアントが同定され，AD発症プロセスにおけるミクログリアの重要性が明らかとなった．その後，マウスを用いた解析から，TREM2シグナル依存性の活性化ミクログリアは蓄積したAβが示す神経毒性に対するバリア機能を発揮していると考えられている[9]．

最近では，脳内に存在する別の炎症応答性グリア細胞であるアストロサイトにも注目が集まっている．その最初のきっかけは，アポリポタンパク質E（APOE）であった．APOEは血中リポタンパク質の構成タンパク質であり，主に肝臓で合成され，全身臓器におけるコレステロール供給に関わっている．脳内においてはアストロサイトからAPOEを含むリポタンパク質が放出され神経細胞に取り込まれる．このように一見認知症と関係がないAPOEであったが，Aβに結合し老人斑を構成するタンパク質であることがまず報告され，その後，孤発性ADにおいて*APOE*遺伝子が最も重要な遺伝学的リスク因子であることが明らかとなった．ヒトにおいては*APOE*遺伝子に3種類の多型（アレル）ε2，ε3，ε4が存在し，孤発性AD患者ではε4をもつ人の割合が有意に高く，非常に強い遺伝学的リスク因子である．興味深いことに，*PSEN1*遺伝子変異をもつFAD家系内の未発症者において，*APOE*遺伝子のレアバリアントであるChristchurch変異がAD発症を抑制する遺伝子変異として報告された．このことから，APOEの機能修飾はAβ蓄積後のAD分子病態進行を抑制できる可能性があるとして注目を浴びている[10]．

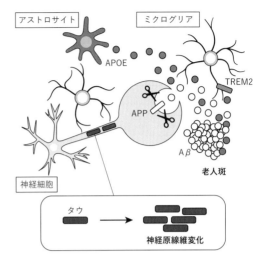

[図3] **アミロイドβ（Aβ）蓄積後に関連する分子・細胞病態**
APOE：アポリポタンパク質E，APP：アミロイドβ前駆体タンパク質，TREM2：triggering receptor expressed on myeloid cells 2

おわりに

病理学，生化学，遺伝学を組み合わせた研究展開により，ADにおいてはAβとタウの2つが病原因子であることが確固たるものになった．そのうえで，近年のゲノム解析技術や細胞解析技術の進歩により，AD病態に対するグリア細胞の炎症応答の重要性も明らかとなった[11]．すなわち，神経毒性を示しうる病原性タンパク質が慢性的に凝集・蓄積し続け，呼応したグリア細胞のレスポンスと，脳がもつ可塑性やレジリエンス機構の変容した結果が，神経変性疾患の本質であるという理解が進みつつある（図3）．このような新しい概念に基づく新たな切り口により，画期的なAD治療・予防・診断薬の開発につながることが期待される．

引用文献

1) Tomita T, et al：Proc Natl Acad Sci U S A, 94：2025-2030, 1997.
2) Takasugi N, et al：Nature, 422：438-441, 2003.
3) Jonsson T, et al：Nature, 488：96-99, 2012.
4) Mawuenyega KG, et al：Science, 330：1774, 2010.
5) Self WK, et al：Nat Med, 29：2187-2199, 2023.
6) Scheres SHW, et al：Nature, 621：701-710, 2023.
7) Bateman RJ, et al：N Engl J Med, 367：795-804, 2012.
8) Salloway S, et al：Nat Med, 27：1187-1196, 2021.
9) Iguchi A, et al：iScience, 26：106375, 2023.
10) Chen Y, et al：Trends Immunol, 45：768-782, 2024.
11) Heneka MT, et al：Nat Rev Immunol, 2024.（doi：10.1038/s41577-024-01104-7）

BOOK REVIEW

速解！調剤報酬 2024-25

著：山口路子（オフィスシリウス）

"わからない"がなくなる，調剤報酬理解のための一冊

　薬局薬剤師の仕事が「モノからヒトへ」といわれ始めたころから保険薬局での仕事は大きく変化してきた．薬学教育6年制も定着し，処方箋監査の質や服薬指導の内容が大きく向上したことを実感している．仕事の変化に対応するためにはインセンティブの一つである調剤報酬が大きな役割を果たしているが，毎年のように変更点があるうえ，お役所独特の表現や言い回しに苦心しながら運用してきた．幸い，私の薬局では優秀な管理薬剤師に保険調剤について教えてもらうことができるのだが，果たして要件の取りこぼしはないだろうか？都合よく解釈していないだろうか？と不安になることもある．

　本書を手にして，これまで時間をかけて調べていた要件や法的根拠が明確にそして簡潔に記載されている点について好印象をもった．この本は「速解」をかなり意識されており，検索性が抜群に優れていることがポイントだ．表紙にインデックスが記されることで，目次を開く行為をひと手間省いて調べ始めることができる．疑問点が出た際には，点数，算定要件，その法的根拠をそれぞれ調べなければならないが，参考とすべき資料のURLまで掲載されており，その場で素早く調べることができる．レセプト鑑査まで意識されており，電算コードや略称が記載された本はこれまで見たことがない．山口路子先生らしい切り口とわかりやすい表現で，新人薬剤師の教科書，ベテラン薬剤師の理解度の確認，薬局の業務見直しのたたき台などとして非常に有用なので是非，薬局に備えたい一冊だ．

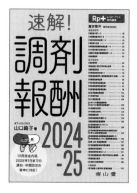

B5判／219頁
定価：3,080円（本体2,800円＋税10%）
発行：南山堂（2025年3月）

　インターネットから得られる新鮮な情報はとても有用ではあるが，ソースによっては地域性，投稿者の表現不足，曲解など注意点を理解したうえで活用しなければならない．半面，書籍の情報は2年に1回改定される調剤報酬に考慮すべき点があることを踏まえなければならない．保険薬剤師が窓口に立ち，また在宅訪問するうえで，この本をしっかり読み込めばQ＆Aに記載されないさまざまなケースに自信をもって対応していける．複雑な保険点数を計算するためにはレセコンに頼らなければならないが，自動算定された内容を説明する責務も保険薬局薬剤師の多岐にわたる仕事の一つだと改めて感じさせられた．

株式会社メディアール 代表取締役/薬剤師

板木祐介

特集▶▶▶抗アミロイドβ抗体　アルツハイマー病新薬をよみとくB面，やくだつC面
[B面]添付文書のキーワードから理解する抗アミロイドβ抗体の基礎知識②

抗アミロイドβ抗体
レカネマブとドナネマブ

坂下 泰浩＊　小野 賢二郎＊＊

金沢大学大学院医薬保健学総合研究科 医学専攻 脳神経内科学　＊助教　＊＊教授

Key Points

- アミロイドβタンパク(Aβ)はアルツハイマー病において重要な役割を果たす．
- レカネマブはAβプロトフィブリル，ドナネマブはピログルタミル化Aβを標的とするモノクローナル抗体である．
- 抗アミロイドβ抗体に独特な副作用として，アミロイド関連画像異常(ARIA)の出現に注意する必要がある．

アルツハイマー病とアミロイドβタンパク

　アルツハイマー病(Alzheimer's disease：AD)は，病理学的にアミロイドβタンパク(amyloid β protein：Aβ)からなる老人斑とリン酸化タウタンパクからなる神経原線維変化の出現を特徴とする神経変性疾患で，認知症の原因疾患として最も多くの割合を占めている．このうちAβはADの病態において重要な役割を果たすと考えられている(アミロイド仮説)．Aβは通常環境下では無構造のAβモノマーとして存在するが，何らかの病的環境下ではβ-シートへの構造変換を起こし，続いてオリゴマーが形成され，幅約5nmのプロトフィブリル，さらには幅約10nmの成熟線維である不溶性Aβ線維となり老人斑が形成される(図1)．従来脳アミロイドとして蓄積する不溶性のAβ線維が神経毒性を発揮すると考えられていたが，近年，より毒性の強い凝集体として可溶性オリゴマーやプロトフィブリルの毒性に注目が集まっている(オリゴマー仮説)[1]．

アミロイドβ免疫療法開発の変遷

　AβがADの病態に重要な役割を果たすというアミロイド仮説のもと，ADの疾患修飾療法の開発はAβを標的にしたものが中心に進んできた．

　2000年代に期待されたAβワクチンの臨床試験は脳炎の併発により開発は中止されたが，一部の患者に抗体価の上昇がみられ，それら患者の脳組織で老人斑の減少がみられた[2]．この結果を受けて，治療開発の焦点はモノクローナル抗体に移った．

　抗アミロイドβ抗体のなかで初期に開発されたのがbapineuzumabとsolanezumabで

特集

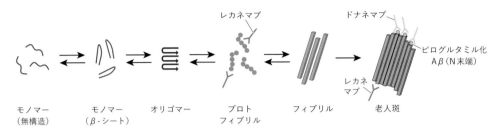

[図1] アミロイドβタンパクの凝集過程と抗アミロイドβ抗体の標的
無構造のモノマーはオリゴマー，プロトフィブリルを経てフィブリルとなり老人斑を形成する．老人斑のアミロイドβ（Aβ）はN末端でピログルタミル化されている．レカネマブはプロトフィブリルと老人斑を，ドナネマブは老人斑とピログルタミル化AβのN末端を標的とする

ある．bapineuzumabは第Ⅱ相試験で低用量群のアポリポタンパク質E（apolipoprotein E: APOE）ε4非保因者で認知機能低下の抑制効果がみられ，bapineuzumab，solanezumabともアミロイドPETや脳脊髄液バイオマーカーの改善効果がみられた[3-5]．このことから軽度から中等度ADを対象にした第Ⅲ相試験が実施されたが，いずれも主要評価項目を達成されずbapineuzumabの試験は中止された．一方solanezumabは，第Ⅲ相試験のサブ解析から軽度ADのみに限ると認知機能低下の進行抑制がみられた[6]ことから，軽度ADを対象とした第Ⅲ相試験が開始されたが，中等度だけでなく軽度AD患者の認知機能低下も抑制できないことが報告された[7]．

solanezumabの開発の流れから，オリゴマー仮説をはじめとするアミロイド病態に基づき，Aβに焦点をあてた臨床試験の対象患者はより早期の患者へ移ってきた．またsolanezumabは主にモノマーを標的にしていることから，オリゴマーや線維のAβ凝集体を選択的に標的とするcrenezumab[8]やアデュカヌマブ[9]が次の抗体として期待されたが，プロドローマル期，あるいは軽度AD患者を対象としたcrenezumabの第Ⅲ相試験は認知機能低下の進行抑制が基準に達しないことから中止が発表された．アデュカヌマブは早期患者における第Ⅰb相試験で認知機能低下の進行を抑制させるだけでなく，アミロイドPET画像において老人斑の減少も確認された．第Ⅲ相試験は一時中止されたが，追加解析にて高用量投与群がプラセボと比較して有意な臨床症状の悪化抑制を示し主要評価項目を達成したことが発表され，2021年6月に米国食品医薬品局（FDA）から条件つきで承認された．2022年6月からFDAが義務づけた第Ⅳ相確認試験（ENVISION試験）が開始されたが，2024年1月にENVISION試験は中止されアデュカヌマブの販売は中止された．

レカネマブ

2001年，NilsberthらはスウェーデンのAD家系からアミロイド前駆体タンパク質のarctic mutation（E693G）を見いだし，この変異があるとAβのプロトフィブリルが大量に形成されることを明らかにした[10]．彼らは老人斑の前段階であるこのプロトフィブリルが最も毒性が強いと考え，ヒト化抗ヒト可溶性アミロイドβ凝集体モノクローナル抗体であるレカネマブを開発した．レカネマブは軽度認知障害（MCI）および軽度AD患者1,795人を対象に第Ⅲ相臨床試験（Clarity AD試験）が行われた[11]．被験者はレカネマブ

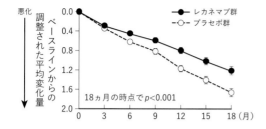

[図2] Clarity AD試験の結果（CDR-SB）
レカネマブはプラセボに対して臨床認知症尺度（CDR-SB）で27％の悪化抑制効果を示した
（文献11より作成）

10mg/kgを2週間ごとに投与される群とプラセボ投与群に1：1で割り付けられ，主要評価項目は投与18ヵ月時点での臨床認知症尺度（CDR）-SBスコアとされた．CDR-SBスコアの平均変化量はレカネマブ投与群が1.21，プラセボ投与群は1.66であり，27％の悪化抑制効果が認められた（図2）[11]．またアミロイドPETによる評価ではレカネマブ投与群でアミロイド沈着の減少が確認された．レカネマブは2023年1月にFDAにより迅速承認され，わが国では同年9月に厚生労働省より承認され，12月に発売された．

ドナネマブ

レカネマブがAβプロトフィブリルを標的とするのに対し，ドナネマブは老人斑にのみ存在するピログルタミル化AβのN末端に対する抗体である．MCIおよび軽度AD患者を対象に第Ⅲ相臨床試験（TRAILBLAZER-ALZ2試験）が行われ[12]，1,736人がドナネマブ投与群とプラセボ群に分けられ，4週間ごとに72週間投与を受けた．主要評価項目であるintegrated Alzheimer Disease Rating Scarle（iADRS）スコアの76週時点での平均変化量は，軽度〜中等度のタウ沈着がみられたドナネマブ投与群ではプラセボと比較して35.1％の悪化抑制を認め，CDR-SBでも悪化が36.0％抑制された（図3）[12]．ドナネマブは米国およびわが国で承認され，2024年11月に発売された．

アミロイド関連画像異常

抗アミロイドβ抗体に独特の副作用としてアミロイド関連画像異常（amyloid-related imaging abnormalities：ARIA）があり，ARIA-E（edema：浮腫）とARIA-H（hemorrhage：出血）に大別される．ARIAの病態には脳アミロイドアンジオパチー（cerebral amyloid angiopathy：CAA）の関連が推定されている．CAAは髄膜および脳血管にアミロイドの沈着を認める疾患で，Aβが沈着するAβ型が最も多い．ADでは約90％にAβ型CAAが合併する[13]．Aβはintramural periarterial drainage pathway（IPAD）とよばれる動脈壁内の血管平滑筋の基底膜周囲を通る経路を介して脳外に排泄されるが，Aβ免疫療法により除去された脳実質AβがIPADから排泄される過程で血管壁に沈着しCAAが悪化し，さらにAβに対する免疫反応も加わることで血管平滑筋の破壊および血管透過性の亢進が起こりARIAを発症すると考えられている[14]．

ARIAはその多くが無症状であるが，時に重篤な転帰をたどる可能性がある．ARIA-Eは頭痛，混乱，嘔吐，視覚異常，歩行障害といった症状が一般的で，多くの場合は抗アミロイドβ抗体の投与を中断もしくは中止後数週間〜数ヵ月で改善する．一方ARIA-Hは多くが無症候だが，時に微小出血ではなく脳出血を来す場合があるため注意が必要である．ARIAは*APOEε4*のキャリアで多く生じることがわかっている．ARIAの発現率はレカネマブが21.5％，ドナネマブが36.8％で，

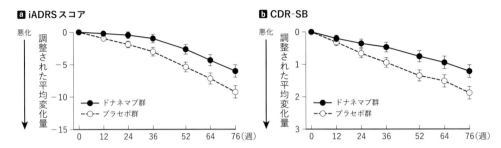

[図3] **TRAILBLAZER-ALZ2試験の結果**
軽度～中等度のタウの沈着がみられた群におけるiADRS（a）とCDR-SB（b）の調整された平均変化量．いずれもプラセボに比して悪化抑制作用を示した
iADRS：integrated Alzheimer Disease Rating Scale，CDR：臨床認知症尺度

（文献12より作成）

ARIA-Eがレカネマブで12.6％，ドナネマブで24.0％であるのに対してARIA-Hはレカネマブで17.3％，ドナネマブで31.4％であった[11,12]．

おわりに

レカネマブとドナネマブを中心に抗アミロイドβ抗体について概説した．臨床試験の結果からは両者の有効性はほぼ同等だが，点滴頻度や副作用発現率の違いを理解したうえで症例に応じて適切に薬剤を選択することが必要である．

引用文献

1) 小野賢二郎：日本内科学会雑誌，112：1764-1770，2023．
2) Holmes C, et al：Lancet, 372：216-223, 2008.
3) Rinne JO, et al：Lancet Neurol, 9：363-372, 2010.
4) Salloway S, et al：Neurology, 73：2061-2070, 2009.
5) Farlow M, et al：Alzheimers Dement, 8：261-271, 2012.
6) Doody RS, et al：N Engl J Med, 370：311-321, 2014.
7) Sacks CA, et al：N Engl J Med, 376：1706-1708, 2017.
8) Zhao J, et al：J Biol Chem, 292：18325-18343, 2017.
9) Sevigny J, et al：Nature, 537：50-56, 2016.
10) Nilsberth C, et al：Nat Neurosci, 4：887-893, 2001.
11) van Dyck CH, et al：N Engl J Med, 388：9-21, 2023.
12) Sims JR, et al：JAMA, 330：512-527, 2023.
13) Hirohata M, et al：Eur J Neurol, 17：823-829, 2010.
14) Sperling R, et al：Lancet Neurol, 11：241-249, 2012.

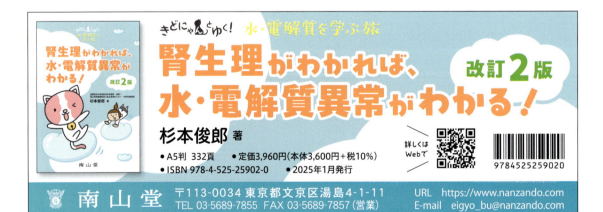

特集▶▶▶抗アミロイドβ抗体　アルツハイマー病新薬をよみとくB面，やくだつC面
[B面]添付文書のキーワードから理解する抗アミロイドβ抗体の基礎知識③

軽度認知障害(MCI)および軽度の認知症
抗アミロイドβ抗体の適応

和田 健二
川崎医科大学 認知症学 主任教授

Key Points

- 認知症とは，日常生活に支障が生じる程度にまで認知機能低下がみられた状態であり，軽度認知障害(MCI)とは，客観的に認知機能低下を認めるが生活障害が顕在化していない，認知症の前段階である．
- 認知症もMCIも原因となる疾患は多様で，治療方針を策定する際には背景疾患を考える．
- アルツハイマー病を背景とした場合には，症状改善薬のほか，抗アミロイドβ抗体による治療も考慮できるようになった．

抗アミロイドβ抗体の適応患者

抗アミロイドβ(Aβ)抗体治療の適応となる患者は，アルツハイマー病(AD)による軽度認知障害(MCI)および軽度の認知症である．無症候でAβ病理を示唆する所見のみが確認できた者や，中等度以降のADによる認知症患者には投与開始しないこととなっている．適応を判断するうえでは，次の項目に該当する必要がある[1,2]．

まず，①患者本人および家族・介護者の，安全性に関する内容も踏まえ本剤による治療意思が確認されていること，②禁忌(本剤の成分に対し重篤な過敏症の既往歴のある患者，本剤投与開始前に血管原性脳浮腫，5個以上の脳微小出血，脳表ヘモジデリン沈着症または1cmを超える脳出血が確認された患者)に該当しないことを確認する．また，③治療適応や副作用であるアミロイド関連画像異常(amyloid-related imaging abnormalities：ARIA)の確認のため，MRI検査(1.5Tesla以上)が実施可能であることとなっている．

次に，④MCIおよび軽度の認知症の重症度範囲については，2つの評価を確認することになっている．1つは認知機能評価のミニメンタルステート検査(MMSE)スコアが，レカネマブでは「22点以上」，ドナネマブでは「20点以上28点以下」を満たす必要がある．もう1つは，臨床認知症尺度(CDR)であり，両薬とも全般スコアが0.5または1を満たす必要がある．

最後に，①〜④を満たすことを確認したうえで，アミロイドPETまたは脳脊髄液(CSF)検査を実施し，Aβ病理を示唆する所見が確認された患者が治療適応となる．

抗アミロイドβ抗体の適応患者を理解する

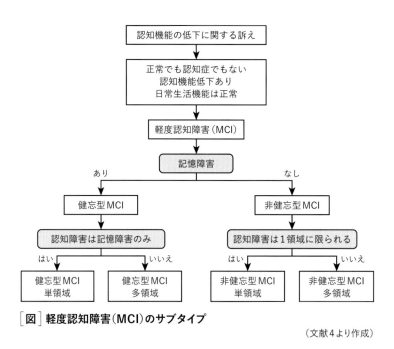

[図] 軽度認知障害（MCI）のサブタイプ

（文献4より作成）

ためには，認知症やその前駆段階であるMCIの臨床像を理解する必要がある．

認知症とは

認知症とは，一度正常に発達した認知機能が後天的な脳の障害によって持続的に低下し，日常生活や社会生活に支障を来すようになった状態をいい，それが意識障害のないときにみられる．介護保険法第5条の2における認知症の定義では，認知症は「アルツハイマー病その他の神経変性疾患，脳血管疾患その他の疾患により日常生活に支障が生じる程度にまで認知機能が低下した状態として政令で定める状態」とされている．

認知症の重症度は主に生活機能によって規定される．軽度の認知症とは，手段的日常生活動作（instrumental ADL：iADL）には支障があるが，基本的日常生活動作（basic ADL：bADL）は自立している状態で，その原因が認知機能低下によるものである．中等度の認知症とは，bADLにも障害があり，日常生活を行ううえである程度の介護が必要な状態で，かつ，その原因が認知機能低下によるものである．重度の認知症は，記憶障害は重度となり残っているのは断片的記憶のみで，人物に関するもの以外の時間や場所に対する見当識は失われている．問題解決や判断は困難であり，家庭外では自立した機能を果たすことはできず，家庭内でbADLにおいて多大な介助が必要となり，しばしば失禁するような状態である．

軽度認知障害とは

国際ワーキンググループによる定義[3]ではMCIとは「正常でない，認知症でもない（正常と認知症の中間）状態」であり，認知機能低下が客観的にみられ，認知症へ進展する可能性の高い認知症の前駆段階とされている．認知障害には，複雑性注意障害，記憶障害（健忘），言語障害，遂行機能障害，視空間認知

[表1] DSM-5-TRにおける認知症と軽度認知障害の診断基準の要約

診断基準		認知症 (major neurocognitive disorder)		軽度認知障害 (mild neurocognitive disorder)
A		1つ以上の認知領域において，以前の行動水準から有意な認知の低下の証拠		1つ以上の認知領域において，以前の行動水準から軽度の認知の低下があるという証拠
	1	本人，本人をよく知る情報提供者，または臨床家による，有意な認知機能低下の懸念	1	本人，本人をよく知る情報提供者，または臨床家による軽度の認知機能低下の懸念
	2	標準化された神経心理学的検査や他の臨床的評価によって記録された実質的な認知行為の障害	2	標準化された神経心理学的検査や他の臨床的評価によって記録された軽度の認知行為の障害
B		毎日の活動において，認知欠損が自立を阻害する(すなわち，最低限，請求書を支払う，服薬を管理するなどの，複雑な手段的日常生活動作に援助を必要とする)		毎日の活動において，認知欠損が自立を阻害しない(すなわち，請求書を支払う，服薬を管理するなどの，複雑な手段的日常生活動作は保たれるが，以前より大きな努力，代償的方略，または工夫が必要であるかもしれない)
C		認知欠損はせん妄の状況で起こるものではない		
D		認知欠損は他の精神疾患ではうまく説明されない(例：うつ病，統合失調症)		

病因

アルツハイマー病，前頭側頭葉変性症，レビー小体病，血管性疾患，外傷性脳損傷，物質・医薬品の使用，HIV感染，プリオン病，パーキンソン病，ハンチントン病，他の医学的疾患による，複数の病因による，特定不能の病因

行動・心理症状

・焦燥感を伴う ・不安を伴う ・気分症状(不快感，過敏性，多幸感)を伴う ・精神症(幻覚，妄想)を伴う ・他の行動障害または心理的症状(無気力，攻撃性，抑制不能，破壊的行動や発声，睡眠障害，食欲・摂食症)を伴う ・行動障害または心理的症状を伴わない	・行動障害を伴わない ・行動障害を伴う

重症度

・軽度：手段的日常生活の困難(例：家事，金銭管理) ・中等度：基本的な日常生活の困難(例：食事，更衣) ・重度：完全依存	―

(文献5より作成)

認知症・軽度認知障害の診断基準

『精神疾患の診断・統計マニュアル第5版テキスト改訂版(DSM-5-TR)』は代表的な診断基準で，その要約を表1に示す[5]．

原因疾患

認知症やMCIは1つの疾患単位ではなく，さまざまな原因疾患が存在する．主な疾患と障害，失行，社会的認知があり，障害される領域によりサブタイプに分かれる．記憶障害の有無により，健忘型MCIか非健忘型MCIに分類し，さらに障害された認知領域が単一(single domain)の領域か多領域(multiple domain)かにより細分し，4つのサブタイプに分類する(図)[4]．ADによるMCIは記憶障害を認める健忘型MCIが多い．

[表2] アルツハイマー病連続体の臨床病期分類

ステージ0	無症候，決定的遺伝子 ・臨床的変化の証拠はない．バイオマーカーは正常範囲内
ステージ1	無症候，バイオマーカーの証拠のみ ・客観的認知検査で予想範囲内のパフォーマンス ・最近の認知機能低下や新たな症状の証拠はない
ステージ2	移行的な低下：軽度な変化が検出されるが，日常生活への影響は最小限 ・客観的な認知検査で予想範囲内の正常なパフォーマンス ・認知機能または神経行動機能が，過去1～3年以内のベースラインから低下し，少なくとも6ヵ月間持続している ・記憶やその他の認知領域を含む縦断的な認知検査での軽微な低下はあるが，パフォーマンスは依然として正常範囲内である ・主観的な認知機能の低下（SCD）が報告される場合もある ・ライフイベントでは説明できない，最近に始まった気分，不安，意欲の変化がある ・日常生活の活動（ADL）への機能的影響がないか，最小限であるため完全に自立している状態が続いている
ステージ3	早期の機能的影響がある認知障害 ・客観的な認知検査で，パフォーマンスが障害/異常範囲にあること ・本人あるいは観察者（例：研究パートナー）からの報告，または認知検査や神経行動評価の縦断的な変化がある ・日常生活の活動は自立して実行できるが，認知的困難さが日常生活の複雑な活動に機能的に影響を及ぼしている可能性がある．つまり，時間がかかり，効率が低下するかもしれないが，それでも完了できると本人からの報告があるか，あるいは観察者によって裏づけられている
ステージ4	軽度の機能障害を伴った認知症 ・基本的な日常生活動作は自立しているが，進行性の認知機能障害と手段的日常生活動作の軽度機能障害がある
ステージ5	中等度の機能障害を伴った認知症 ・基本的日常生活動作に援助を必要とする進行性の認知機能障害と中等度の機能障害
ステージ6	重度の機能障害を伴った認知症 ・基本的日常生活動作が完全に依存している進行性の認知機能障害および重度機能障害

（文献8より作成）

して以下のものがあげられる．

- 神経変性疾患：アルツハイマー病，レビー小体型認知症，パーキンソン病，前頭側頭葉変性症，進行性核上性麻痺，大脳皮質基底核変性症，ハンチントン病，嗜銀顆粒病，神経原線維変化型認知症 など
- 血管性認知症：多発梗塞性認知症，戦略的な部位の単一病変による認知症，小血管病性認知症，低灌流性認知症，出血性認知症，慢性硬膜下血腫 など
- 脳腫瘍：原発性脳腫瘍，転移性脳腫瘍，がん性髄膜症
- 正常圧水頭症
- 頭部外傷
- 神経感染症：HIV感染症，クロイツフェルト・ヤコブ病，進行性麻痺，脳膿瘍，脳寄生虫 など
- 臓器不全：腎不全，肝不全，慢性心不全，慢性呼吸不全
- 内分泌疾患：甲状腺機能低下症，下垂体機能低下症，副腎皮質機能低下症，副甲状腺機能異常症，反復性低血糖 など
- 欠乏症，中毒性疾患：ビタミン欠乏症（B_1，B_{12}，葉酸，ナイアシン），慢性アルコール中毒，マルキアファーヴァ・ビニャミ病，一酸化炭素中毒，薬物中毒

[表3] 手段的日常生活動作の自立期間

ベースラインCDR-SB	0.5	1	1.5	2	2.5	3	3.5	4
平均維持期間（月）	46	40	34	29	23	17	11	6

CDR-SB：臨床認知症尺度-全般スコア

（文献12より作成）

アルツハイマー病の経過

バイオマーカー研究の進歩により，Aβバイオマーカーの変化が検出されて認知症を発症するまでの期間はおよそ20年と長いことがわかり[6,7]．その進行は，ADによるプレクリニカル（前臨床）期，ADによるMCI期，ADの認知症期に分けられ，さらに認知症期は軽度・中等度・重度のいくつかの段階を経て進行する．このような長い臨床経過はAβ蓄積を認める連続した病態（アルツハイマー病連続体）として理解されるようになり，その臨床ステージが提唱されている[8]．臨床ステージはステージ0から6までの7段階に分類されており，ステージ0は主に遺伝性ADの無症状期に相当し，孤発性ADの場合には，無症状期はステージ1，移行期はステージ2で，MCIに相当するステージ3，軽度・中等度・重度の認知症はそれぞれステージ4・5・6に相当する（表2）．

また，J-ADNI研究におけるMCIからの認知症への経過が報告されている[9]．MCIから認知症への3年間の進展（コンバート）率は男性で44.0％，女性で60.2％であり男性より女性はコンバート率が有意に高い．また，教育歴0～9年のコンバート率は62.1％，0～15年は55.7％，16年以上では41.9％であり教育歴も有意に影響している．一方，MCIは健常レベルに戻る（リバート）ことも知られており，メタ解析のリバート率はおよそ20％と報告されている[10,11]．

米国ワシントン大学のナイト・アルツハイマー病研究センターのCDRスコア0.5および1のAD患者282人を平均2.9年（±1.3）を観察したコホート研究において，ベースライン状態ごとのiADLの自立できる推計期間が報告されている（表3）[12]．

引用文献

1) 厚生労働省：最適使用推進ガイドライン レカネマブ（遺伝子組換え），2023.
2) 厚生労働省：最適使用推進ガイドライン ドナネマブ（遺伝子組換え），2024.
3) Winblad B, et al：J Intern Med, 256：240-246, 2004.
4) Petersen RC：N Engl J Med, 364：2227-2234, 2011.
5) 日本精神神経学会（日本語版用語監修），髙橋三郎ほか監修：DSM-5-TR 精神疾患の診断・統計マニュアル，pp659-661，医学書院，2023.
6) Bateman RJ, et al：N Engl J Med, 367：795-804, 2012.
7) Jia J, et al：N Engl J Med, 390：712-722, 2024.
8) Jack CR Jr, et al：Alzheimers Dement, 20：5143-5169, 2024.
9) Iwata A, et al：Alzheimers Dement (N Y), 4：765-774, 2018.
10) Canevelli M, et al：J Am Med Dir Assoc, 17：943-948, 2016.
11) Malek-Ahmadi M, et al：Alzheimer Dis Assoc Disord, 30：324-330, 2016.
12) Hartz SM, et al：Alzheimers Dement (N Y), 11：e7033, 2025.

特集▶▶▶抗アミロイドβ抗体 アルツハイマー病新薬をよみとくB面, やくだつC面

[B面]添付文書のキーワードから理解する抗アミロイドβ抗体の基礎知識④

アミロイドPET
画像検査によるアルツハイマー病の診断

石井 賢二
東京都健康長寿医療センター研究所 認知症未来創造センター 副センター長

Key Points
- アミロイドPET診断の意義はアミロイド病理の存在確認であり, アルツハイマー病(AD)の病理診断相当ではない.
- アミロイドPET陰性であればADの可能性が低く, 陽性の場合はADに矛盾しないが合併病理の可能性がある.
- アミロイドPETは, 抗アミロイドβ抗体による脳内アミロイドβプラーク除去の確認にも用いる.

抗アミロイドβ(Aβ)抗体のレカネマブが承認され, 治療対象者の選択にアミロイドPETまたは脳脊髄液(CSF)検査による脳内Aβ病理の確認が必須となった. アミロイドPETはアルツハイマー病(AD)の臨床病態研究や疾患修飾薬治験のなかで主として用いられてきたが, ADの病態を直接修飾する治療薬の登場によって, いよいよ診療実装されることとなった. わが国では, すでに300ヵ所以上のPET施設でアミロイドPET検査の実施が可能な状況になった. また, 2番目の抗アミロイドβ抗体のドナネマブが承認され, 治療対象者の選択だけでなく, 治療効果(継続の要否)の判定にもアミロイドPETが用いられることになった.

本稿ではアミロイドPETの意義と診療における検査の実際を解説するとともに, 診療における課題についても述べる.

なぜAβ診断が必要か?

従来ADの確定診断は死後病理診断によるものであり, 老人斑および神経原線維変化の存在と, それらに伴う神経細胞障害の存在に基づいて診断される[1]. ADを臨床的に正確に診断することは実は難しく, バイオマーカーを使わず臨床症状に基づいて診断したアルツハイマー型認知症の診断精度は, 病理診断と比較すると30%前後の偽陽性・偽陰性を免れないことが知られている[2-4]. 実際に, 臨床的にADによる軽度認知障害(MCI)または認知症が疑われる症例にアミロイドPETを実施した研究では, PETによりアミロイド病理が確認できたのは認知症の約70%, MCIの55%の症例にとどまることが報告されている[5]. このような背景から, 最近公表された改訂版アルツハイマー病診断基準[6]では, 「ADでよく認められる臨床症状はAD以外の疾患でも

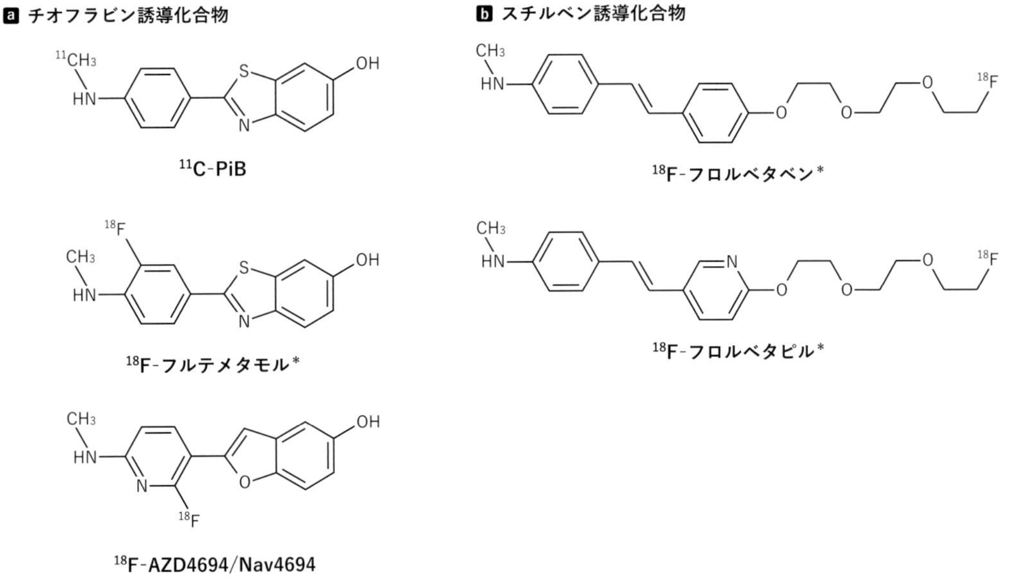

a チオフラビン誘導化合物

¹¹C-PiB

¹⁸F-フルテメタモル*

¹⁸F-AZD4694/Nav4694

b スチルベン誘導化合物

¹⁸F-フロルベタベン*

¹⁸F-フロルベタピル*

[図1] 代表的なアミロイドPET診断薬
これまで臨床使用された代表的なアミロイドPET診断薬．＊印が治験により効能・効果が承認され臨床導入された診断薬．¹¹C-PiBと¹⁸F-Nav4694は未承認薬で研究のみに用いられている

生じうるため，臨床症状だけでAD診断はできない」と明確に述べられている．

抗アミロイドβ抗体の治療にあたっては，脳内Aβ蓄積が存在しない患者に対してこの薬剤を投与することはまったく意味がない．そのため治療開始前に，承認された方法により脳内Aβ病理の存在確認が必要であることが，添付文書および最適使用推進ガイドラインで定められている．この承認された方法がアミロイドPETまたは脳脊髄液Aβ検査であり，この目的で実施する両検査は保険収載され，日常診療で用いられるようになった．医療機関や地域により，実施できるAβ診断法や使用できるPET診断薬は異なる．

アミロイドPET診断とその意義

現在わが国で承認され，診療に用いることができるアミロイドPET診断薬は3剤ある（**図1**）．これらの薬剤は，生前のPET画像と死後の脳病理を直接比較する画像病理相関治験によって，その診断的意義が確認され承認された．すなわち，ADの病理診断に相当する老人斑密度（CERAD基準[7]による）を有するかどうかを，視覚2分読影（陽性または陰性）によって感度・特異度とも90％程度の優れた診断能で判定することができる[8-10]．各診断薬の性質は実際には少しずつ異なり，取り扱い上の注意点も異なる（**表1**）．しかし，規定の条件で投与・撮像され，定められた方法により読影された視覚2分判定に基づく3剤の診断能は同等と考えられており，承認された効能・効果もまったく同じである．各診断薬の典型的な画像を**図2**に示す．Aβ（老人斑）病理はタウ（神経原線維変化）病理に先行して現れることが知られており，Aβ診断陽性は，ADの必要条件が満たされたことを意味していると理解するとその意義はわかりやすい（**表2**）．陰性であればADである可能性は低いといえる．一方，陽性の場合，AD診

[表1] アミロイドPET診断薬の特徴と取り扱い上の注意

薬剤名 略号 販売名	半減期	投与量 被曝線量	待機時間 標準 (添付文書)	前処置	検査環境	①添加物 (製剤取り扱い)	②希釈 リンス
18F-フロルベタピル FBP アミヴィッド®	110分	370MBq 5.5mSv	50分 (30〜50)	なし 絶食不要 服薬OK	調光調音は 不要	・エタノール 8〜12vol%	希釈不可 リンス不可
18F-フルテメタモル FMM ビザミル®	110分	185MBq 6.5mSv	90分 (60〜120)	なし 絶食不要 服薬OK	調光調音は 不要	・エタノール 7vol% ・ポリソルベート 5mg/mL	希釈不可 リンス可
18F-フロルベタベン FBB Neuraceq®	110分	300MBq 8.1mSv	90分 (45〜130)	なし 絶食不要 服薬OK	調光調音は 不要	・エタノール 11.5vol% (遮光)	希釈不可 リンス可

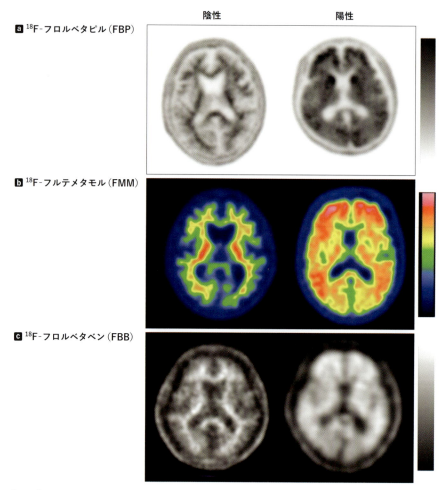

[図2] 各診断薬の典型的なアミロイド画像(自験例)
　　　実際に各薬剤の画像を読影するための表示条件で呈示．それぞれ左側が陰性例，右側が陽性例

[表2] アミロイドPET診断の意義

- 脳におけるAβプラーク（老人斑）の可視化
- Aβ陽性はAD診断の必要条件
- **陰性**であれば，認知機能障害の原因がADである可能性は低い
- **陽性**であれば，ADの可能性が考慮されるが，陽性所見はAD以外の認知症や，認知機能正常者でも認められるためその意義は他の検査所見とともに判断する

Aβ：アミロイドβ，AD：アルツハイマー病

断に矛盾しないが，そのような所見は認知機能正常者や他の疾患でも認められることがあるため，AD診断に該当するかどうかは総合的に判断する．特に合併病理の有無は，アミロイドPETのみで判定することはできないため注意する必要がある．

アミロイドPET診断の実際

アミロイドPET検査は『アミロイドPETイメージング剤の適正使用ガイドライン』[11]に沿って実施されることが求められている．このガイドラインでは，診断薬の製造・撮像・読影・依頼などについて要件を定め，品質の確保と適切な運用を促している．最新版を参照していただきたい．この原稿執筆時にはすでに全国で300以上のPET施設がガイドラインに定められた撮像施設認証を取得し，検査実施可能となっている．

実際にアミロイドPETを実施する場合，事前に検査の内容を患者に説明しておくことが大切である．検査には2～3時間程度の時間を要することや，診断薬の静脈内投与と一定の被曝があること，診断薬は半減期が短いため予約の時間に遅れないこと，などを印刷された資材などを用いて説明しておくと，検査当日に患者や家族が戸惑うことを防ぐことができる（図3）．

検査結果はトレーニングを修了した読影医が判定し，陽性か陰性かの結果が依頼医に伝えられるが，脳内のアミロイド集積の有無を示す画像もあると患者に説明しやすい．陽性の場合は抗アミロイドβ抗体治療の適応となり，陰性の場合はならないわけであるが，Aβ病理の進展は本来連続的な現象であり，判定の難しい境界領域の患者も存在する．境界領域の判定を読影医は依頼医にどのように伝えるのか，また，その結果をどのように診療計画に反映するのか，読影医と依頼医との間で相互的で円滑なコミュニケーションがとれることが望ましい．また，陰性で抗アミロイドβ抗体の治療対象とならなかった患者に対しては，それで終了とすることなく，認知機能障害の原因がADでないとすれば何を考えどのように診療を進めてゆくのか，丁寧な説明をする必要がある．さらに，Aβ診断の結果が患者や家族にもたらす心理的なインパクトについても十分な配慮が必要である．

アミロイドPETの定量評価

本来連続的であるAβ病理の変化を捉えるため，さまざまな定量評価が実施されており，診断薬に固有の評価法に加え，センチロイド法という標準的な方法も提唱されている[12]．定量値を参照することで，視覚読影の診断精度を向上させたり，境界領域症例の意義をより明確にすることなどが期待できる．一方，定量値は撮像法（待機時間，診断装置，画像再構成法）や計測に用いるソフトなどで影響を受けることに留意して使用する必要がある[11]．診療のなかで信頼のおける指標として安定して用いるためには標準化が不可欠である．

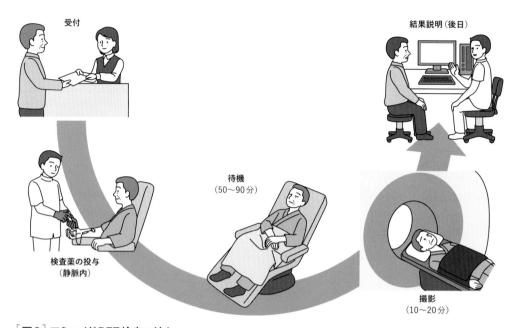

[図3] アミロイドPET検査の流れ
診断薬の静脈内投与があること，被曝があること，一定の時間を要すること，などを事前に説明する

アミロイドPETによる治療効果判定

　抗アミロイドβ抗体によって脳アミロイド蓄積が軽減される事実は，治験における経時的アミロイドPET検査によって実証された[13-15]．このアミロイドPET引き抜き効果の強さが，臨床効果（症状進行抑制）と相関する可能性も示唆されている[16]．抗アミロイドβ抗体の症状進行抑制効果はそれほど大きくないため，診療のなかで個々の症例において治療効果を実感することは難しいであろうと想像される．そのため，治療効果を判定あるいは予測できる客観的なサロゲートマーカーが望まれる．アミロイドPETが個々の症例においても治療効果の指標となりうるかどうかに関しては，それを肯定的に実証できるデータはまだなく，さらなる検証が必要である．
　一方，アミロイドを軽減する薬理効果があることは明らかであり，その薬理効果は治療開始一定期間後のアミロイドPETにより確認され，投与継続の要否を判断する根拠にもなる．ドナネマブは投与開始から1年後をめやすにアミロイドPETを実施して評価し，陰性所見，すなわち脳内Aβプラークの除去が達成されていれば，それ以上投薬を継続する必要はなく，治療を完了できるという投与方法が行われる．

おわりに

　アミロイドPETの診療実装がいよいよ始まった．神経変性疾患のバイオマーカー診断と疾患修飾治療時代の幕開けであり，この新しい診断技術が，ガイドラインに沿って新しい治療薬とともに適切に用いられ，認知症診療の質を向上させてゆくことを期待したい．

引用文献

1) DeTure MA, et al：Mol Neurodegener, 14：32, 2019.
2) Beach TG, et al：J Neuropathol Exp Neurol, 71：266-273, 2012.
3) Lim A, et al：J Am Geriatr Soc, 47：564-569, 1999.
4) Petrovitch H, et al：Neurology, 57：226-234, 2001.
5) Rabinovici GD, et al：JAMA, 321：1286-1294, 2019.
6) Jack CR Jr, et al：Alzheimers Dement, 20：5143-5169, 2024.
7) Mirra SS, et al：Neurology, 41：479-486, 1991.
8) Clark CM, et al：Lancet Neurol, 11：669-678, 2012.
9) Curtis C, et al：JAMA Neurol, 72：287-294, 2015.
10) Sabri O, et al：Alzheimers Dement, 11：964-974, 2015.
11) 「アミロイドPETイメージング剤の適正使用ガイドライン」ワーキンググループ編, 日本核医学会ほか監：アミロイドPETイメージング剤の適正使用ガイドライン, 改訂第3版, 2023. Available at：https://jsnm.org/archives/655/（閲覧日：2025年3月）
12) Klunk WE, et al：Alzheimers Dement, 11：1-15, 2015.
13) Sevigny J, et al：Nature, 537：50-56, 2016.
14) Sims JR, et al：JAMA, 330：512-527, 2023.
15) van Dyck CH, et al：N Engl J Med, 388：9-21, 2023.
16) Haass C, et al：PLoS Biol, 20：e3001694, 2022.

もう悩まない！ 簡潔でわかりやすい伝わる記録の書き方がわかる！

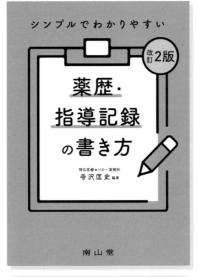

シンプルでわかりやすい
薬歴・指導記録の書き方
改訂2版

明石医療センター 薬剤科
寺沢匡史 編著

薬歴・指導記録で重要なことは「人に伝わる」記録であることです．
さらに「簡潔で」「わかりやすく」書く必要もあります．
書き方の理論やルールにこだわり，悩んだり振り回されてはいけません．
POSやSOAPはツールとして使いやすいようにアレンジしましょう．
本書はその秘訣を盛り込んだ，新人からベテランまでお役立ていただける一冊です．
改訂2版では，「施設間情報連絡書」などの新規項目を追加し，初版と基本的なコンセプトや内容は変えずに症例を中心に変更して違う切り口で薬歴・指導記録を記載するコツを紹介しています．

◎ B5判　262頁
◎ 定価 3,520円（本体3,200円＋税10%）
◎ ISBN 978-4-525-70662-3
◎ 2023年2月発行

詳しくは Webで

南山堂　〒113-0034 東京都文京区湯島4-1-11
TEL 03-5689-7855　FAX 03-5689-7857（営業）
URL　https://www.nanzando.com
E-mail　eigyo_bu@nanzando.com

Rp.+ レシピプラス 特別編集

2024年（令和6年）度 調剤報酬改定対応

速解！
レセプト業務の強い味方！

調剤報酬 2024-25

10月改定内容，2025年1月までの通知や中間改定の答申に対応！

調剤報酬改定と関連する通知をまとめ，分析した「速解！調剤報酬」の最新版（令和6年度改定に対応）．今回は，マイナ保険証をはじめとした医療DX関連の解説も充実させた．保険薬局に必携の一冊．

主な内容

- 第1章 処方箋の取扱い方法
- 第2章 調剤報酬
  - ・調剤技術料
  - ・薬学管理料
- 第3章 介護報酬
- 第4章 薬局の法令遵守

オフィスシリウス
山口路子 著

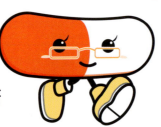

■ B5判 219頁 ■ 定価 3,080円（本体2,800円＋税10%）
■ ISBN 978-4-525-78891-9 ■ 2025年3月発行

詳しくはWebで

〒113-0034 東京都文京区湯島4-1-11
TEL 03-5689-7855 FAX 03-5689-7857（営業）
URL https://www.nanzando.com
E-mail eigyo_bu@nanzando.com

特集▶▶▶抗アミロイドβ抗体　アルツハイマー病新薬をよみとくB面，やくだつC面

[B面]添付文書のキーワードから理解する抗アミロイドβ抗体の基礎知識⑤

脳脊髄液（CSF）バイオマーカー
脳脊髄液検査によるアルツハイマー病の診断

渡邉　緑[1]　春日 健作[2]

新潟大学脳研究所　1）脳神経内科　2）生命科学リソース研究センター 遺伝子機能解析学　助教

Key Points
- アルツハイマー病患者に対する抗アミロイドβ（Aβ）抗体の投与に際し，脳におけるAβ蓄積を反映した病理所見を得ることが必要である．
- Aβ蓄積の病理所見を得る方法の一つに，脳脊髄液バイオマーカー検査がある．
- 脳内にAβ42が蓄積することで，脳脊髄液内に移行するAβ42は低下し，Aβ42/Aβ40比が低下する．

　アルツハイマー病（Alzheimer's disease：AD）に対する疾患修飾薬の登場により，脳内病理を評価することが求められるようになった．これまでのAD診断は臨床症状によって行われてきたが，生前の正確な診断を行うことは難しかった．従来の臨床診断によるAD病理の検出感度は70.9～87.3％，特異度は44.3～70.8％とされており，また，ADと診断されなかった39％の症例でAD病理の存在が確認されている[1]．AD病理は，脳内のアミロイドβ（Aβ）の沈着による老人斑とタウの蓄積による神経原線維変化が主な特徴として知られている．生前にこれらのAD病理所見を得る方法の一つとして，脳脊髄液（cerebrospinal fluid：CSF）バイオマーカーが注目された．

アルツハイマー病病理に関連するCSFバイオマーカー

　ADの病理学的変化は，Aβが神経細胞外に沈着した老人斑と，過剰にリン酸化されたタウ〔リン酸化タウ（phosphorylated tau：p-tau）〕が神経細胞内に蓄積した神経原線維変化によって特徴づけられる[2]．また，Aβの凝集はタウのリン酸化を促進することが知られている[3]．リン酸化タウの蓄積によって神経原線維変化が現れ，神経細胞死が進行する．これらの病理変化を生前に，そしてできる限り早期に捉えることが，AD治療においても重要な点である．

　2018年にADをバイオマーカーの観点から定義することが提案された[4]．ここでは，CSF，あるいは画像検査（アミロイドPET，タウPET，MRIなど）によってAβ（A）マーカー，タウ（T）マーカー，神経損傷（N）マー

[表1] ATN分類

A CSF Aβ42, Aβ42/Aβ40比 アミロイドPET	T CSF p-tau タウPET	N CSF t-tau MRI, FDG-PET	バイオマーカーカテゴリー
−	−	−	正常
+	−	−	AD病理変化
+	+	−	AD
+	+	+	
+	−	+	AD病理変化と非AD病理変化
−	+	−	非AD病理変化
−	−	+	
−	+	+	

CSF：脳脊髄液，Aβ：アミロイドβ，p-tau：リン酸化タウ，t-tau：総タウ，MRI：磁気共鳴画像，FDG：fluorodeoxyglucose，AD：アルツハイマー病

（文献4より作成）

カーを評価し，これらを組み合わせたATN分類が提唱された（**表1**）[4]．CSFにおけるAマーカーは，Aβの蓄積を反映し，Aβのなかでも42個のアミノ酸で形成されるAβ42と，40個のアミノ酸で形成されるAβ40を用いて評価される．Aβ42は凝集性が強く，脳内へ老人斑として沈着する．一方，Aβ40は沈着や重合の影響を受けにくいため，脳内でのAβ産生の指標もしくは循環の指標として用いられる．CSF中のAβ42の値，もしくはAβ42/Aβ40比によりAβの沈着を評価する．当時CSFにおけるTマーカーとしてp-tau181（181番目のスレオニンがリン酸化されたタウ）がタウの蓄積を評価するマーカーと考えられていた．しかし，後述のとおり，p-tau181は脳内Aβに誘発されるタウのリン酸化を反映することが示され，現在ではタウ蓄積を直接反映するマーカーではないと考えられている．なお，CSFでのNマーカーは，総タウ（total tau：t-tau）で評価するとされているが，Nマーカーはあくまで神経変性・神経障害マーカーであり，AD病理の特異性は高くない．このATN分類の提唱により，CSFを用いて生前に脳内のAD病理学的変化を評価することが普及した．

その後もさまざまなバイオマーカーの研究が進められ，新たなバイオマーカーとしてCSF p-tau217（217番目のスレオニンがリン酸化されたタウ）が報告された[5]．p-tau217はp-tau181とともに，Aβ蓄積によって生じるタウのリン酸化を反映することが示された[6,7]．さらに，2024年にはADの診断基準の改訂が示された[8]．ここでは，各バイオマーカーを診断・病期・予後・併存病理などのカテゴリ別に分類している．CSFと画像（アミロイドPET，タウPET，MRIなど）のみならず，血漿での評価項目も加わった．この改訂診断基準においては，診断に用いるコア1バイオマーカーとして，Aβ病理を反映するAマーカーと，Aβ沈着によって生じるタウのリン酸化を反映するT1マーカーがあげられる（**表2**）[8]．すなわち，CSFによるADの診

[表2] アルツハイマー病診断における脳脊髄液・血液バイオマーカー

コア1バイオマーカー	脳脊髄液もしくは血漿		画像
A（Aβの蓄積）	Aβ42		アミロイドPET
T1（タウのリン酸化）	p-tau217, p-tau181, p-tau213		−
診断	脳脊髄液	血漿	画像
A	−	−	アミロイドPET
T1	−	p-tau217	−
AとT1の組み合わせ	p-tau181/Aβ42, t-tau/Aβ42, Aβ42/Aβ40	% p-tau217	−

Aβ：アミロイドβ, p-tau：リン酸化タウ, t-tau：総タウ

（文献8より作成）

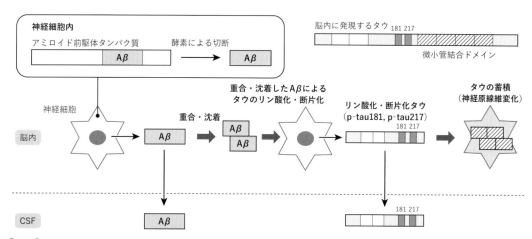

[図1] 脳脊髄液（CSF）内にアミロイドβ（Aβ）・リン酸化タウが移行する過程
神経細胞内で産生されたAβは脳内で重合・沈着すると，CSF内への移行が減少するためアルツハイマー病（AD）では低下している．Aβの重合・沈着は炎症を介して神経細胞内でのタウのリン酸化・断片化を促進させ，リン酸化・断片化したタウは細胞外に放出される．そのためADではCSF内に移行したリン酸化・断片化タウが増加しているが，脳内に神経原線維変化として蓄積しているタウは微小管結合ドメインを含んだ異なる断片である

断には，AマーカーであるAβ42/Aβ40比，あるいはAマーカーとT1マーカーを組み合わせたp-tau181/Aβ42比などが有用とされている．血漿によるADの診断にはT1マーカーである血漿p-tau217を診断に用いることが提案されているが，p-tau217はわが国においてまだ保険収載されていない．縦断的なバイオマーカーによる評価では，症状が出現する前にCSF p-tau181，CSF p-tau 217，CSF t-tauが上昇することが明らかになっている[9]．

アルツハイマー病におけるCSFバイオマーカーの評価（図1）

次に，実際CSFバイオマーカーがどのよ

うに変化するのか説明していく．そもそもAβは，アミロイド前駆体タンパク質（amyloid precursor protein：APP）というタンパクが酵素により切断されて産生される．ADにおいて，Aβは脳内での産生が亢進，もしくはそのクリアランスの低下によって凝集性の高いAβ42で脳内に重合し沈着するため，CSFへの移行が減少し，その結果CSF内のAβ42が低下すると考えられている[10]．一方タウはAβとは異なり，脳内での蓄積が増加するとCSF内でも上昇する．すなわち，AD患者のCSF内ではp-tau181, p-tau217が上昇している．AD患者脳を用いた解析により，181番目，217番目のタウのリン酸化率は，脳内のAβ42の濃度に相関して増加していた[11]．タウは神経活動によって細胞外に分泌されることが知られており[12]，タウが生理的に細胞外に存在していると考えられている．CSF内におけるタウのほとんどは，切断されたタウの断片であり，p-tau181とp-tau217はこれらの断片の一部である[11]．脳内に蓄積しているタウは，微小管結合ドメインの一部の配列を含んでおり[13]，CSF内に分泌されるタウとは異なる．つまり，CSF内で検出されるタウの断片は脳内のタウの蓄積を反映しているわけではなく，Aβの沈着により誘発されたタウのリン酸化を反映していると考えられる．

実臨床におけるCSFバイオマーカー

では，実臨床でCSFバイオマーカー検査はどのように行われるのか．『認知症に関する脳脊髄液・血液バイオマーカー，APOE検査の適正使用指針，改訂第2版』では，「ADによるMCIまたは軽度認知症が臨床的に疑われ，抗アミロイドβ抗体の対象となるか否かの判断のためにアミロイドβ検査を実施することは適切である」，また，「脳脊髄液バイオマーカーは，臨床的に認知機能障害があり，その背景病理を加味して認知症の病型を診断する，あるいは除外することが，診療上有益と考えられる場合に実施が考慮される」と記載されている[14]．すなわち，抗アミロイドβ抗体の使用を検討する場合は，臨床診断としてADによるMCIまたは軽度認知症という診断がついていることが前提であり，また，認知症の病型を診断する場合も，認知症の症状があることが前提になっている．

レカネマブの最適使用推進ガイドラインでは，ADによるMCIまたは軽度認知症と診断された患者において，Aβ病理を示唆する所見を確認することが，抗アミロイドβ抗体の投与にあたり必要とされている（図2）[15,16]．Aβ病理を確認する方法として，CSF検査もしくはアミロイドPETを用いて評価することと記載されている．これは，ドナネマブにおいても同様である．Aβ病理を評価するために，CSF検査においてわが国で保険収載されているのはAβ42/Aβ40比である．このため，抗アミロイドβ抗体の投与にはAβ42/Aβ40比を測定することになる．

なお，認知症の診断目的にp-tau181の測定が保険収載されている．MCIや軽度認知症を呈した患者において，背景病理を確認する目的の場合はp-tau181を測定することになる．ただし，レビー小体病理や血管障害性病理などの合併病理があるかどうか，ということまではp-tau181，Aβ42/Aβ40比では評価することができない．また，p-tau181に関して，臨床的にADと診断された患者群においてp-tau181が陰性かつAβ42/Aβ40比は陽性であった例が11.3％であったという報告もあり，偽陰性に注意する必要がある[17]．

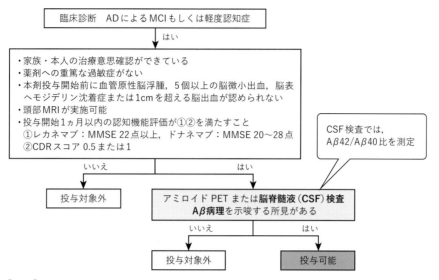

[図2] レカネマブおよびドナネマブ使用におけるフローチャート
AD：アルツハイマー病，MCI：軽度認知障害，MMSE：ミニメンタルステート検査，CDR：臨床認知症尺度

（文献15，16より作成）

おわりに

今回は主に，臨床で行われる検査としてのCSFバイオマーカーについて述べたが，現在も新しいCSFバイオマーカー・血液バイオマーカーの開発が進められている．特に，侵襲の側面からも，血液バイオマーカーの開発には期待がかかっている．なお，『認知症に関する脳脊髄液・血液バイオマーカー，APOE検査の適正使用指針』は改訂が予定されており，最新の指針に注視いただきたい．

引用文献

1) Beach TG, et al：J Neuropathol Exp Neurol, 71：266-273, 2012.
2) Montine TJ, et al：Acta Neuropahol, 123：1-11, 2012.
3) Hardy J, et al：Science, 256：184-185, 1992.
4) Jack CR Jr, et al：Alzheimers Dement, 14：535-562, 2018.
5) Janelidze S, et al：JAMA Neurol, 78：149-156, 2021.
6) Mattsson-Carlgren N, et al：EMBO Mol Med, 13：e114022, 2021.
7) Pichet Binette A, et al：Nat Commin, 13：6635, 2022.
8) Jack CR Jr, et al：Alzheimers Dement, 20：5143-5169, 2024.
9) Mattsson-Carlgren N, et al：Sci Adv, 6：eaaz2387, 2020.
10) 春日健作：医学のあゆみ，287：922-929，2023.
11) Horie K, et al：Acta Neuropthol Commun, 8：149, 2020.
12) Pooler AM, et al：EMBO Rep, 14：389-394, 2013.
13) Holper S, et al：Int J Mol Sci, 23：7307, 2022.
14) 「認知症に関する脳脊髄液・血液バイオマーカー，APOE検査の適正使用指針」作成委員会：認知症に関する脳脊髄液・血液バイオマーカー，APOE検査の適正使用指針，改訂第2版，2023.
15) 厚生労働省：最適使用推進ガイドライン レカネマブ（遺伝子組換え）（販売名：レケンビ点滴静注200mg，レケンビ点滴静注500mg），2023.
16) 厚生労働省：最適使用推進ガイドライン ドナネマブ（遺伝子組換え），2024.
17) Kasuga K, et al：Neurobiol Aging, 127：23-32, 2023.

特集▶▶▶抗アミロイドβ抗体　アルツハイマー病新薬をよみとくB面，やくだつC面
[B面]添付文書のキーワードから理解する抗アミロイドβ抗体の基礎知識⑥

アミロイド関連画像異常(ARIA)
抗アミロイドβ抗体の副作用

新堂 晃大
三重大学大学院医学系研究科 神経病態内科学　教授

Key Points

- 抗アミロイドβ抗体による治療の副作用としてインフュージョンリアクション(infusion reaction)とアミロイド関連画像異常(ARIA)の大きく2つが存在する．
- ARIAは脳の浮腫や滲出液に伴う変化であるARIA-E (edema/effusion)と，脳微小出血と脳表ヘモジデリン沈着といった出血性変化に伴うARIA-Hの2種類が存在する．
- ARIAは抗アミロイドβ抗体投与の初期に生じることが多く，定期的なMRI撮像による評価を要する．

　アルツハイマー病(Alzheimer's disease：AD)は最も多いタイプの認知症であり，その病理学的変化として老人斑と神経原線維変化に特徴づけられ，老人斑はアミロイドβタンパク(Aβ)の，神経原線維変化は微小管結合タンパク質(タウ)の沈着によって引き起こされる．2023年12月，抗アミロイドβ抗体のレカネマブ(レケンビ®)がわが国で初めて保険収載され，次いで2024年11月に，同じく抗アミロイドβ抗体のドナネマブ(ケサンラ®)が臨床現場に登場した．これまでの抗認知症薬とは異なり，ADに伴う軽度認知障害(MCI)，軽度の認知症に対して適応され，MCIの段階から治療適応となることから認知症診療に変化が認められる．これらの抗アミロイドβ抗体の副作用は大きく分けて，インフュージョンリアクション(infusion reaction，注射反応)と新たな副作用であるアミロイド関連画像異常(amyloid-related imaging abnormalities：ARIA)の2種類が存在する[1]．本稿ではARIAを中心に抗アミロイドβ抗体の副作用について述べる．

インフュージョンリアクション

　抗アミロイドβ抗体の投与時には，アナフィラキシーを含むインフュージョンリアクションが現れることがある．通常，症状としては紅斑，悪寒，悪心，嘔吐，発汗，頭痛などが多いが，時に胸部絞扼感や呼吸困難，血圧変動なども認めることがあり注意が必要である．通常は24時間以内に消失し対症療法などによって自宅で対処可能であるが，まれに重症化または致命的な経過をたどる場合があり，入院を要することもある．対処法として，症状が治まるまでジフェンヒドラミン，

[表] ARIAの出現率

	レカネマブ第Ⅲ相試験		ドナネマブ第Ⅲ相試験	
	レカネマブ（n=898）	プラセボ（n=897）	ドナネマブ（n=853）	プラセボ（n=874）
ARIA-EもしくはARIA-H	193（21.5％）	85（9.5％）	314（36.8％）	130（14.9％）
ARIA-E	113（12.6％）	15（1.7％）	205（24.0％）	18（2.1％）
ARIA-H	155（17.3％）	81（9.0％）	268（31.4％）	119（13.6％）

ARIA：アミロイド関連画像異常

（文献2，3より作成）

アセトアミノフェンによる治療を行ったり，投与前にジフェンヒドラミンとアセトアミノフェンの前処置を行ったりする．通常，2～4回目の投与で無症状になるまで予防的な対応を行うことで，症状を軽減する．一方で症状が重篤な場合は，デキサメタゾンもしくはメチルプレドニゾロンといったステロイドの投与がなされる．レカネマブ第Ⅲ相試験（301試験Core Study）ではインフュージョンリアクションの発生率は26.1％[2]，ドナネマブ第Ⅲ相試験（AACI試験）での発生率は8.3％[3]と報告されている．多くが軽度～中等度であるが，時に重篤な副作用を認めることがあり注意を要する．

アミロイド関連画像異常

ADに対する抗アミロイドβ抗体治療の経過で検出されるMRI画像異常であるARIAには，脳実質の浮腫や滲出液貯留を認めるARIA-E（edema/effusion）と，脳微小出血や脳表ヘモジデリン沈着を認めるARIA-H（microhemorrhage/superficial siderosis）の2種類が存在する[1]．

ARIA-EもしくはARIA-Hの発現率はレカネマブで21.5％，ドナネマブが36.8％であり，それぞれプラセボ群は9.5％，14.9％となっている[2,3]．AIRA-Eの発現率はレカネマブが12.6％，ドナネマブ24.0％であり，それぞれプラセボ群が1.7％，2.1％であるのに対して，ARIA-Hはレカネマブが17.3％（プラセボ9.0％），ドナネマブは31.4％（プラセボ13.6％）であった（表）[2,3]．このようにARIA-Eはプラセボ群ではあまり認めず，実薬群での検出が認められるのに対し，ARIA-Hはプラセボ群でも10％前後に認められる．

症状に関して，さまざまな治験で差はあるが，ARIA-E，ARIA-Hともに無症状のことが多い．レカネマブの治験時において，有症状ARIA-Eが2.8％であり，重篤例は0.8％であった[2]．ARIA-Eの一般的な症状は，頭痛，混乱，嘔吐，視覚異常，歩行障害であり，多くの症例は抗アミロイドβ抗体の投与を中断もしくは中止後，数週間～数ヵ月で改善が報告されている[4]．一方，ARIA-Hは多くが無症候であるが，脳微小出血ではなく脳出血を来す症例もあるため，注意を要する．

次にARIA-E，ARIA-Hについて述べる．

ARIA-E

ARIA-EはMRI FLAIR（fluid attenuated inversion recovery）画像において，脳溝には滲出液として，脳実質には血管原性浮腫として検出する高信号の病変である[5]．図1に自験例を示した．本例は抗アミロイドβ抗

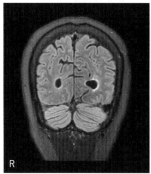
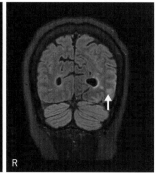

[図1] ARIA-Eの自験例
MRI FLAIR画像にて，ベースラインでは認めなかった高信号病変をフォローアップ画像で認める(⇨)

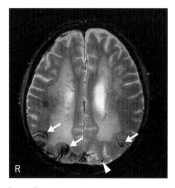

[図2] 脳アミロイド血管症の自験例
T2*GRE画像で，脳微小出血(△)と脳表ヘモジデリン沈着(⇨)を認める．本画像は脳アミロイド血管症の症例であるが，ARIA-Hでも脳微小出血や脳表ヘモジデリン沈着が確認される

体を投与し，2ヵ月後のフォローアップMRIで左後頭葉にFLAIR高信号病変を呈していたが，頭痛などの症状はなく，一時休薬しMRI画像は改善している．ARIA-Eの発現部位は多くが片側性で，後頭葉，前頭葉，側頭葉で認めるとされるが，両側性病変を呈する例などさまざまな報告がされている[1,5,6]．機種によりアーチファクトを検出することがあるため，MRIのフォローは同機種で撮像する．

ARIA-H

ARIA-HはMRI T2*強調(gradient echo：GRE)画像もしくは磁化率強調画像(susceptibility-weighted imaging：SWI)で確認される出血性の画像変化である．脳実質では脳微小出血として，髄軟膜では脳表ヘモジデリン沈着として検出される[5]．図2は脳アミロイド血管症の症例であるが，ARIA-Hで観察される脳微小出血と脳表ヘモジデリン沈着を呈するMRI T2*GRE画像である．本例のような出血性病変が抗アミロイドβ抗体投与後に新たに認められた場合，ARIA-Hと判断する．

ARIA-Hに関して，レカネマブでは脳微小出血が14.0％，脳表ヘモジデリン沈着が5.6％[2]であり，ドナネマブでは脳微小出血が26.8％，脳表ヘモジデリン沈着が15.7％で検出されている[3]．

ARIAのリスク

ARIAのリスク因子として，①アポリポタンパク質E(apolipoprotein E：APOE)ε4アレル数，②既存の脳微小出血，③抗アミロイドβ抗体の投与量，の3つが大きくあげられる[5,7]．さらに，ベースライン(投与開始時)

でのアミロイドPET高負荷や平均動脈圧高値もリスクとなる可能性が報告されている[8]．各薬剤でARIAの発現頻度は異なるが，レカネマブ，ドナネマブのいずれもARIA-Eの出現が*APOEε4*（*APOE4*）のキャリアと関連していることが報告されている[9,10]．ただし，わが国では2025年3月現在，*APOE*遺伝子検査は保険適用となっていない．そのほか，抗血栓薬の使用はARIA-Hの発現リスクであることも示されている[8,11]ため，抗血栓薬を使用している患者に抗アミロイドβ抗体を投与する際は慎重なフォローアップなどを検討する．また超急性期脳梗塞の際に使用される血栓溶解薬についても安全性は示されておらず，『静注血栓溶解（rt-PA）療法 適正治療指針 第三版 2023年9月追補』[12]では，「アルツハイマー病に対する抗アミロイド抗体治療薬（レカネマブなど）の投与を受けている場合に静注血栓溶解療法を行ったのちに脳出血を発症した報告がある．このような患者に対する静注血栓溶解療法の適応はより慎重な検討が必要である」とされており，機械的血栓回収療法の適応が優先される．

ARIAの臨床症状と対応

多くの場合はARIA-E，ARIA-Hともに無症状であり，また有症状の場合でも前述した対症療法で対応可能なことが多い．しかし，時にてんかん重積や脳症，昏睡状態や局所神経障害などの症状を呈することがあり注意が必要である[10]．また，まれではあるが重症，重度のARIAを認めることがあり，組織的な準備が必要とされている．特にARIA-Eの重症症例では，MRIのFLAIR画像で広範囲浮腫や腫瘤硬化を伴う組織腫脹を呈する際には，高用量のグルココルチコイド治療（メチルプレドニゾロン1g/日を3〜5日間投与）と経口ステロイドによる後療法が提案されている[8,10]．ARIA-Hによる脳出血を認めた際には，脳卒中のガイドラインに従って治療を行う[8]．

おわりに

ADに対する疾患修飾薬の登場により，認知症診療の変革が認められており，特にこれまで適応のなかったMCIのADに対する治療が可能となった．その一方で新たな副作用に対する注意が必要であり，医師のみでなく薬剤師，看護師などさまざまな連携を通じた診療が必要となる．安全に患者に薬剤を投与し，重篤な副作用が出現したときにはすみやかに対処できる体制づくりが必要とされている．

引用文献

1) Sperling RA, et al：Alzheimers Dement, 7：367-385, 2011.
2) van Dyck CH, et al：N Engl J Med, 388：9-21, 2022.
3) Sims JR, et al：JAMA, 330：512-527, 2023.
4) Hampel H, et al：Brain, 146：4414-4424, 2023.
5) Barakos J, et al：AJNR Am J Neuroradiol, 34：1958-1965, 2013.
6) Filippi M, et al：JAMA Neurol, 79：291-304, 2022.
7) Cogswell PM, et al：AJNR Am J Neuroradiol, 43：E19-E35, 2022.
8) Greenberg SM, et al：Stroke, 56：e30-e38, 2025.
9) Jeong SY, et al：Neurology, 99：e2092-e2101, 2022.
10) Cummings J, et al：J Prev Alzheimers Dis, 10：362-377, 2023.
11) Arrighi HM, et al：J Neurol Neurosurg Psychiatry, 87：106-112, 2016.
12) 日本脳卒中学会脳卒中医療向上・社会保険委員会：静注血栓溶解（rt-PA）療法 適正治療指針 第三版 2023年9月追補, 2023.

特集▶▶▶抗アミロイドβ抗体　アルツハイマー病新薬をよみとくB面,やくだつC面
[B面]添付文書のキーワードから理解する抗アミロイドβ抗体の基礎知識⑦

アポリポタンパク質(APOE)
副作用リスクを予測する遺伝学的検査

関島 良樹

信州大学医学部 脳神経内科,リウマチ・膠原病内科　教授

Key Points
- APOE遺伝子多型の一つであるε4は,アルツハイマー病の遺伝学的なリスクである.
- ε4は抗アミロイドβ抗体の副作用であるアミロイド関連画像異常(ARIA)発生のリスクである.
- APOE遺伝型の情報を抗アミロイドβ抗体治療に関する患者・家族との共同意思決定に活用する薬理遺伝学的な意義が生じている.

アポリポタンパク質(APOE)

　APOEはリポタンパク質と結合し,脂質の輸送や代謝などに関わる分子である.APOEは,112番目と158番目のアミノ酸をコードする2つの一塩基置換の組み合わせにより3つの主要な遺伝型(ε2,ε3,ε4)が規定される.日本人健常者ではε3*3の頻度が74.5％と最も高く,続いてε3*4(16.6％),ε2*3(6.4％),ε4*4(1.7％),ε2*4(0.2％),ε2*2(0.2％)の順となる[1].

アルツハイマー病の発症リスク評価としてのAPOE遺伝学的検査

　アルツハイマー病(Alzheimer's disease:AD)患者ではε4の頻度が健常人に比して高く,ε2の頻度が低いことから,ε4はADのリスク因子,ε2は防御因子として認識されている[2-7].日本人においては,ε3ホモ接合体と比較して,ε4ヘテロ接合体は3.9〜5.6倍,ε4ホモ接合体は21.8〜33.1倍AD発症のオッズが上昇する[6,8,9].

　ADは多因子疾患であり,複数の遺伝要因と環境要因が発症に関与する.最近の研究では,生活習慣病,難聴,低教育,社会的孤立,抑うつ,運動不足などの後天的な要因の是正により,45％の認知症が回避可能であるとされている[10].このように,APOE遺伝学的検査により得られる情報は発症リスクに関する確率であり,いわゆる遺伝性疾患における遺伝学的検査のような診断的な意義は乏しい.このような状況から,ADの診断や発症予測を目的としたAPOE遺伝学的検査は推奨されていない.

◆ 抗アミロイドβ抗体　アルツハイマー病新薬をよみとくＢ面，やくだつＣ面

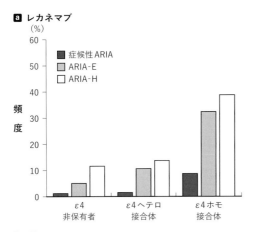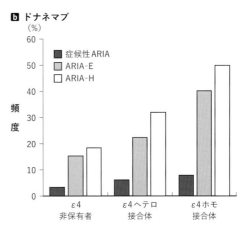

[図] 抗アミロイドβ抗体のARIAの発現率とAPOE遺伝型との関係
ARIA：アミロイド関連画像異常，APOE：アポリポタンパク質

（文献12〜14より作成）

ARIAリスクに関する薬理遺伝学的検査としてのAPOE遺伝学的検査

近年，抗アミロイドβ抗体の臨床的な有効性が証明され，わが国でも2023年12月にレカネマブが，2024年11月にドナネマブが上市された．抗アミロイドβ抗体は，ADに対する初めての疾患修飾薬として期待されているが，重大な副作用としてアミロイド関連画像異常（amyloid-related imaging abnormalities：ARIA）の頻度が高いことに注意が必要である．ARIAは，浮腫/滲出液貯留（edema/effusion：E）・出血（hemorrhage：H）に分類され，多くは無症状であるが，重篤で生命を脅かす事象がまれに発生する．抗アミロイドβ抗体の治験で，ARIAとAPOE遺伝型との関連が明らかになった[11]．レカネマブ，ドナネマブを用いた第Ⅲ相試験におけるARIAは，ε4ホモ接合体，ε4ヘテロ接合体，ε4非保持者の順で発現率が高かった（図）[12〜14]．特にε4ホモ接合体は，症候性ARIAが生じる可能性が相対的に高いことから，APOE遺伝型の情報をARIA発現頻度の予測や，患者・家族との共同意思決定に活用する，薬理遺伝学的な意義が生じている．

米国のレカネマブの適正使用指針においては，投与候補者には事前にAPOE遺伝学的検査を実施することが推奨されている[15]．また米国食品医薬品局（FDA）は，レカネマブおよびドナネマブの添付文書のなかで，ε4ホモ接合体AD患者は，症候性ARIAおよび重症ARIAの発生率が他のAPOE遺伝型の患者に比べ高いため，治療開始前にε4の有無を検査し，抗アミロイドβ抗体の治療効果とARIA発症のリスクについて患者および家族と話し合うべきと記載している．

現在のわが国におけるAPOE遺伝学的検査の適切な実施

2025年3月現在，APOE遺伝学的検査はわが国では保険適用となっていない．一方で，健康診断や人間ドックなどの保険外診療やdirect-to-consumer検査としてAPOE遺伝学的検査が提供されているケースが見受けら

れる．これらの検査には認知症や遺伝医療の専門家が関与していることは少なく，十分な情報提供や検査後のサポートが行われているとは言いがたい状況である[16]．

2025年から，日本医療研究開発機構（AMED）研究「アルツハイマー病疾患修飾薬全国臨床レジストリの構築と解析」が開始されており，主治医が本研究の研究協力者になることにより，薬理遺伝学的検査としての*APOE*遺伝学的検査を実施することが可能である．

このような状況のなか，前述したAMED研究などを活用し，AD患者に対する抗アミロイドβ抗体使用前に，ARIA発症リスクについて患者・家族と話し合い共同意思決定に活用することや，副作用の発現頻度の予測に活用することを目的に，*APOE*遺伝学的検査を行うことは適切である．*APOE*遺伝型はADの発症リスクにも関係し，血縁者に共有されるという側面もある．このため，被検者本人や血縁者がADの発症などを不安に感じる場合には，遺伝カウンセリングを提供するなどの配慮が必要となる．

*APOE*遺伝学的検査の将来展望

現在，*APOE*遺伝学的検査の保険適用に向けた準備が進んでいる．近い将来，*APOE*遺伝学的検査が保険診療で実施可能となった場合には，AD患者に対する抗アミロイドβ抗体使用前に，ARIAリスクとの関連を含めた*APOE*遺伝学的検査の意義について，患者・家族に説明し話し合うことが必須となる．また，前述の目的のために*APOE*遺伝学的検査を行うことが推奨されるであろう．*APOE*遺伝学的検査に対応できる遺伝カウンセリング体制の確立も喫緊の課題である．

引用文献

1) Asanomi Y, et al：Mol Med, 25：20, 2019.
2) Corder EH, et al：Science, 261：921-923, 1993.
3) Strittmatter WJ, et al：Proc Natl Acad Sci U S A, 90：1977-1981, 1993.
4) Yamazaki Y, et al：Nat Rev Neurol, 15：501-518, 2019.
5) Corder EH, et al：Nat Genet, 7：180-184, 1994.
6) Farrer LA, et al：JAMA, 278：1349-1356, 1997.
7) van der Lee SJ, et al：Lancet Neurol, 17：434-444, 2018.
8) Bertram L, et al：Nat Genet, 39：17-23, 2007.
9) Miyashita A, et al：J Hum Genet, 68：115-124, 2023.
10) Livingston G, et al：Lancet, 404：572-628, 2024.
11) Hampel H, et al：Brain, 146：4414-4424, 2023.
12) van Dyck CH, et al：N Engl J Med, 388：9-21, 2023.
13) Sims JR, et al：JAMA, 330：512-527, 2023.
14) 厚生労働省医薬局医薬品審査管理課：審議結果報告書，ドナネマブ，令和6年8月13日．
15) Cummings J, et al：J Prev Alzheimers Dis, 10：362-377, 2023.
16) Sato K, et al：J Community Genet, 15：195-204, 2024.

特集▶▶▶抗アミロイドβ抗体　アルツハイマー病新薬をよみとくB面，やくだつC面

[C面]抗アミロイドβ抗体の適正使用をサポートするための臨床知識①

抗アミロイドβ抗体を使いたい・使っている患者からの質問に答える

栗原 正典

東京都健康長寿医療センター 脳神経内科

Key Points

- 抗アミロイドβ抗体は認知症の領域ではこれまでの治療と大きく異なり，患者・家族にはさまざまな疑問が生じうる．
- 従来薬の継続，併用注意，合併症管理の重要性など，実際に投与を行っている医療機関以外でもさまざまな質問が出る可能性がある．
- 認知機能低下の程度によっては患者1人では十分な理解や記憶が難しい場合もあり，くり返しの説明や家族への説明も重要である．

　これまで認知症の領域では，アルツハイマー型認知症に対してドネペジル・ガランタミン・リバスチグミン・メマンチンの適応があり，また怒りっぽいなどの認知症の行動・心理症状への対症療法の経口剤しかなかった．抗アミロイドβ抗体はこれまでの治療とさまざまな点で大きく異なり（表1），患者・家族にはさまざまな疑問が生じうる．また他の領域の抗体療法と比べても疾患の性質や保険医療制度から異なる点がある（表2）．

　本稿では抗アミロイドβ抗体に興味をもつ，あるいは実際に治療を開始している患者・家族から想定される質問を筆者の経験を基に記載し，情報提供の際に参考になる事項を概説する．

「私も新薬を使えますか？」「新薬でアルツハイマー病を治せますか？」

　抗アミロイドβ抗体については新聞・テレビなどでも報じられているが，患者が気軽に専門家に質問できる状況ではないため，さまざまな医療関係者にこのような質問がされる可能性がありうる．本薬剤の投与を行っている専門施設の多くは紹介状を必要とし，また，かかりつけ医の診療時間は限られており，患者・家族もなかなか質問しづらいことが想定されるからである．このような質問を受ける場面としては，例えばすでに他の薬剤の処方を受けて保険薬局に来た患者が雑談として質問する可能性が想定される．

　[B面]で解説があったとおり，抗アミロイドβ抗体の投与にはさまざまな条件がある[1-4]．

[表1] これまでの認知症治療薬と抗アミロイドβ抗体の異なる点

	従来薬	抗アミロイドβ抗体
投与経路	経口剤，経皮吸収型製剤	点滴静注剤
専門的な検査	医師が診断すれば必ずしも必要ない	専門医療機関を受診してPETまたは脳脊髄液検査などが必須
受診間隔	安定したら処方日数上限まで	2～4週間ごと+検査
副作用管理の専門性	一般的	専門的
治療のために必要な介護者負担	（在宅医療なども含めれば）必ずしも高くない	初期の患者を除き付き添いの介護者の負担も大きい
費用	安価	高額
効果の実感	実感できる場合もそれなりにある	（プラセボ効果を除き）実感できる作用機序ではない
投与決定のために必要な理解度	（副作用の説明は必要だが）必ずしも高い必要はない	メリット・デメリットを十分理解して決定する必要がある

[表2] 他の抗体療法と抗アミロイドβ抗体治療の異なる点

- 認知機能低下により，患者のみでは複雑な説明の理解が難しい場合がある
- 一度理解しても忘れてしまうこともあり，その場合くり返し説明が必要となる
- 通院や副作用の把握に家族などのサポートが必要なことが多く，その人々の負担も大きい
- 保険医療制度上，そもそも自分がアルツハイマー病の診断かどうかがわかる前に，治療について十分理解したうえで検査自体を受けるか選択する必要がある
- 偏見を恐れて自分の病名を隠したがる人もおり注意を要する
- 夫婦ともに高齢で，配偶者ではサポートできないことも多く，仕事をしている子ども世代のサポートが必要な場合も多い．その場合，サポートは複数人で分担することもあり，複数回確認・説明が必要となることもある
- アルツハイマー病は患者数が多く，潜在的には治療対象となりうる患者数が非常に多い

また，残念ながら症状の改善や完全に進行を止める効果は示されておらず[5,6]，「新薬でアルツハイマー病を治せますか？」に対する答えとしては否定せざるを得ない．しかし，治験で進行を抑制/遅らせる効果ははっきりと示されており，どのように伝えるかによって患者・家族が受ける印象は異なることが想定される．筆者は多くの場合「残念ながらアルツハイマー病を治したり改善させたりすることはできませんが，進行を遅らせて今のように○○できる状態をより長く保つ効果が期待できます」と説明するようにしている．このように，事実は同じでも告げる順番を逆にするだけでも印象が大きく異なる．また患者・家族のなかには新薬と聞いて「私も服用したい」と思い受診したが，点滴静注での投与と知っただけで希望をやめる人も散見される．

実際に専門外来で説明を日々行っている医師としては，ある程度の情報を得たうえで興味がある患者・家族には新たな治療について知る権利があり，また最終的に投与を希望しなかった人々も，十分話を聞いたうえで決定できたことに満足する場合が多いように思う．

保険薬局などでの対応としては，①使えるかは評価次第，②治せるわけではないが進行を遅らせる効果はある，③経口剤ではなく点滴静注剤であることを情報提供し，それを聞いたうえで興味がある人は主治医の先生に専

門施設へ紹介してもらえるかを相談する，といった対応とすると，患者・家族にとっても医療機関にとってもよいように思う．

「新薬を始めたので今までの薬はやめてよいですか？」

この問いは抗アミロイドβ抗体診療のなかでしばしば経験することで，ぜひ薬剤師の方々にも日々の業務のなかで気づいた際は対応をお願いしたい．

まず背景知識として，ドネペジルなどの脳内の足りない物質を補う経口剤は，抗アミロイドβ抗体とは作用機序が異なるため併用することでさらなる効果が期待できる．治験においても約50〜60％はコリンエステラーゼ阻害薬を中心とする経口剤や経皮吸収型製剤を併用している[5,6]．そこで医師から特段の指示がない限りは「今までの薬も継続した方がよいですよ」ということになる．

しかし，抗アミロイドβ抗体開始にあたっては患者・家族にも伝えられる情報が多くなることから，いつの間にか医師に確認せずこれまでの経口剤をやめたり，ひどい場合には降圧薬などの他の必要な薬剤を含めて，通院自体をやめたりしてしまっている事例も散見される．もしも気づいた場合には，「新薬を始めても今までの薬は続けた方がよい場合が多い」ことを説明し，医師への確認・相談を促してもらえれば幸いである．

「新薬を始めたものの効果を実感できないので，通院をやめてもよいですか？」

これまでの対症療法薬と違い，抗アミロイドβ抗体は投与を始めたからといって症状が改善するような作用機序ではないため，いくら投与開始前に十分説明をしていても投与継続中にこのような質問を受けることがある．患者自身から質問を受ける場合には，投与前の説明同意文書をもう一度見せて説明すると再度納得してもらえることが多い．また，進行が思った以上に早い場合や，投与前の説明を聞いた家族と異なる家族が通院を付き添う場合などに質問を受ける場合もある．その場合も，投与前に行った説明をくり返したうえで希望を確認していく．病院・薬局などで質問があった場合には，効果が実感できなくても進行を遅らせるために投与継続の意義が考えられる薬剤であり，いずれの場合も医師とよく相談するように促してもらえれば幸いである．

また安全上の重要な点としては，抗アミロイドβ抗体には［B面］で解説のあったアミロイド関連画像異常（ARIA）という副作用があり，投与開始後は決められた時期に頭部MRIでの確認が必要である．症状の悪化により投与をやめる場合にも，対応が必要なARIAの副作用が出ていないか頭部MRIでの確認が必要な場合があり，自己判断で通院をやめてしまうのは望ましくない．例えば，症状悪化のため通院を自己中断し，その後，重度ARIAと思われる状態で専門外と思われる他院の脳外科に入院となった症例も報告されているため注意を要する[7]．幸いその症例では大事には至らなかったようだが，生命を脅かす可能性のある副作用であり，今後注意を要する．

「飲み合わせはありますか？」

レカネマブ（レケンビ®）・ドナネマブ（ケサンラ®）ともに併用禁忌薬はないが，併用注意薬はある[1,3]．ARIAには脳出血が含まれることから，抗凝固薬，抗血小板薬，血栓溶解薬

（アルテプラーゼ）が併用注意となっている．

特に超急性期脳梗塞に対するアルテプラーゼ投与後には，多発脳出血による死亡例も報告されている[8]．1例の報告であるためにいずれも添付文書上は併用注意にとどまるが[1,3,9,10]．血栓溶解薬のガイドラインでは抗アミロイドβ抗体投与中はアルテプラーゼ投与を慎重に考えたうえでなるべく他の治療を優先するなど，併用を避けるフローチャートが示されている[11]．急性期脳卒中の治療は一刻を争うため，抗アミロイドβ抗体投与施設とは異なる救急医療機関に搬送される可能性もある．急性期脳卒中を診療する病院で，レカネマブ・ドナネマブ投与中の患者であることを認識した場合には留意いただきたい．このため，レケンビ®・ケサンラ®ともに投与患者であることがわかるように，カードやお薬手帳に貼るシールが配布されている．お薬手帳に関しては救急搬送の際に最も確認されやすいため，手帳を更新するたびにシールを貼付することが望ましい．

また抗凝固薬・抗血小板薬は，レカネマブ・ドナネマブともに治験では併用が許可され，ランダム比較期間中には重篤な有害事象との関連は確認されなかった[5,6,12]．しかし脳出血は抗凝固薬服用中に悪化しやすく，治験中に安全性を確認する十分な数のデータがないことから，米国の専門家による適正使用に関する推奨では抗凝固薬との併用は推奨しないと記載されており[12]，国内でも抗凝固薬服用患者には積極的に抗アミロイドβ抗体を投与しない施設も多い．一方で，同米国の専門家による推奨でもアスピリンなどの併用は治験でも十分確認されており，許容範囲と記載されているが[13]，リスク把握のために投与施設の医師には報告されていることが望ましい．

こうした状況から問診やお薬手帳のシールから抗アミロイドβ抗体投与中であることがわかった患者で，他の医療機関から抗血栓薬（特に抗凝固薬）の処方が新たにある場合には，可能であればそれぞれの医療機関に処方状況を伝えているか患者・家族に確認いただければと思う．

「副作用にはどのように注意したらよいですか？」

抗アミロイドβ抗体の副作用としては，ARIAのほかにもインフュージョンリアクション（infusion reaction）がある．

インフュージョンリアクションは，一般的にはモノクローナル抗体などの分子標的療法の点滴静注の後に一過性に生じる副作用である．レカネマブの場合には主に1日以内の発熱・疼痛・倦怠感など，ドナネマブの場合には，治験中の頻度は低かったが，内訳としてはアナフィラキシーを含む急性のアレルギー反応の割合が多く報告されている[6]．いずれの場合も症状が出現した際には，アセトアミノフェンや抗ヒスタミン薬などによる対症療法が行われる．帰宅後に生じたインフュージョンリアクションのほとんどは，これらの対症療法薬を用いれば1日以内に改善するとされる．注意点としては，発熱中に無理をして外出した場合に具合が悪くなり救急搬送・入院した事例があり，発熱などの副作用が出た場合には自宅で水分を摂り，対症療法薬を服用して安静にすることが望ましい．

その他の注意点としては，一度インフュージョンリアクションが出現した場合には次回以降も生じることが多く，前投薬の適応を検討するため，次回受診時に医師に報告すべきことがあげられる．またレカネマブ・ドナネマブともに全例対象の市販後調査の対象薬剤であり，その点でも正確な実態を把握する必要がある．他の領域における抗体療法と異な

る点としては，患者のみ報告ではつらい副作用が出ても忘れてしまい，次回受診時に伝えられない場合があることが問題となる．周りが気づかないうちに毎回苦しんでいる可能性があり，家族などの付き添い者による投与日の帰宅後の体調確認や次回通院時の報告のサポートを要することも多い．

ARIAは多くの場合無症状で，定期的な頭部MRI検査で見つかり，症状の有無と重症度に応じて規定に従って対応される[1,3]．まれに頭痛・意識障害・痙攣などの症状を伴うことがあり，入院治療を要することもあるため，そういった症状がある場合には投与施設に報告するよう資料を用いながら説明している．抗アミロイドβ抗体投与中の患者が他院から頭痛薬や抗精神病薬を新たに処方されているのに気づいた際は，可能であれば投与施設へも報告・相談しているかを確認いただきたい．

またARIAの副作用への注意としては前述の抗血栓薬のほかに，高血圧が脳出血のリスクであることから血圧コントロールの重要性が添付文書などにも記載されている[1,3]．認知機能低下のため通院や服用が途絶えてしまっている患者が散見され，以前は降圧薬が処方されていたにもかかわらず現在継続していない患者には，自己判断で中止したり通院自体を忘れたりしていないか確認することが望ましい．

おわりに

抗アミロイドβ抗体は，認知症の領域ではこれまでの治療と大きく異なっており，患者・家族にはさまざまな疑問が生じうる．疾患の性質上，患者だけでなく家族にも理解してもらうことも重要で，くり返し説明が必要になることもある．また他の薬剤同様に併用薬などにも留意すべき点があり，専門医療機関の外来のみでは疑問が解消せず，さまざまな医療関係者に質問がある可能性がありチーム医療が重要である．

ぜひこの機会に本特集で抗アミロイドβ抗体について知識を得て，実際の現場で質問があった際には可能な範囲で情報提供をご検討いただきたい．

引用文献

1) レケンビ®点滴静注200mg，500mg添付文書，2024年6月改訂（第3版）．
2) 厚生労働省：最適使用推進ガイドライン レカネマブ（遺伝子組換え）（販売名：レケンビ点滴静注200mg，レケンビ点滴静注500mg），2023．
3) ケサンラ®点滴静注液350mg添付文書，2024年11月改訂（第2版）．
4) 厚生労働省：最適使用推進ガイドライン ドナネマブ（遺伝子組換え），2024．
5) van Dyck CH, et al：N Engl J Med, 388：9-21, 2023.
6) Sims JR, et al：JAMA, 330：512-527, 2023.
7) 新井平伊ほか：老年精神医学雑誌, 35：1165-1175, 2024.
8) Reish NJ, et al：N Engl J Med, 388：478-479, 2023.
9) グルトパ®注600万，1200万，2400万添付文書，2024年5月改訂（第2版）．
10) アクチバシン®注600万，1200万，2400万添付文書，2024年5月改訂（第2版）．
11) 日本脳卒中学会脳卒中医療向上・社会保険委員会静注血栓溶解療法指針改訂PT：静注血栓溶解（rt-PA）療法 適正治療指針 第三版，2023年9月追補，2023．
12) Honig LS, et al：Alzheimers Res Ther, 16：105, 2024.
13) Cummings J, et al：J Prev Alzheimers Dis, 10：362-377, 2023.

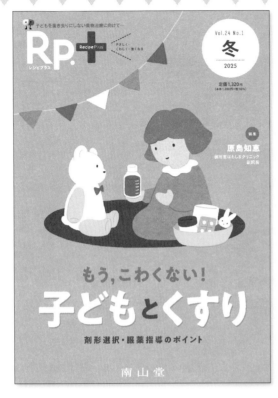

子どもの来局・来院であわてない！ 堂々と対応できる医療スタッフになろう！

「小児科の処方箋，なんとなく苦手…だって子どもも子どもの薬もよくわからない」．そんな医療者に読んでいただきたい1冊です！
子どもの発達や小児科の処方で注意したいポイントを知り，子どもと保護者に上手な服薬指導・情報提供をするコツを学びましょう．

主な内容

- 子どもとくすり
  身体的成長と生理学・薬物動態学的な変化／小児薬用量のピットフォール／誤飲対策
- 成長・発達段階に合わせた服薬指導
- 剤形別！ 子どものくすり，使いかた＆工夫ガイド

編集 原島知恵 御所南はらしまクリニック 副院長

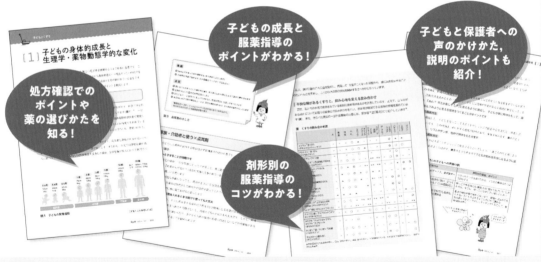

Rp.+ レシピプラス2025年冬号　Vol.24 No.1

もう，こわくない！ 子どもとくすり 〜剤形選択・服薬指導のポイント〜

詳しくはWebで

9784525922511

- B5判 / 128頁 / オールカラー
- 定価 1,320円（本体1,200円+税10%）
- 978-4-525-9225-1
- 2025年1月発行

 南山堂　〒113-0034 東京都文京区湯島4-1-11
TEL 03-5689-7855　FAX 03-5689-7857（営業）
URL https://www.nanzando.com
E-mail eigyo_bu@nanzando.com

特集▶▶▶抗アミロイドβ抗体 アルツハイマー病新薬をよみとくB面, やくだつC面
[C面]抗アミロイドβ抗体の適正使用をサポートするための臨床知識②

アルツハイマー病の発見や受診勧奨についての対応

川勝 忍* 錫谷 研** 羽金 裕也**

福島県立医科大学 会津医療センター 精神医学講座 *教授 **助手

Key Points

- 軽度認知障害や軽度認知症では,服薬の意義に対する理解や服薬の管理に問題が生じる場合が多い.
- 高齢者では認知機能低下を誘発しやすい薬剤に注意する必要がある.
- 認知症の初期が心配される場合は,もの忘れ外来や認知症疾患医療センターの受診や相談を考慮するとよい.

アルツハイマー病(Alzheimer's disease:AD)の治療薬として,これまでアセチルコリンエステラーゼ阻害薬(AChEI)とメマンチンが使用されてきた.しかし,AChEIは軽度認知障害(mild cognitive impairment:MCI)に対する適応はなく,もの忘れを訴えて受診しMCIと診断しても処方できる薬剤はなかった.そして診断後は,認知症が出現するまで経過観察にするか,進行するようなら受診するように説明して終了とするなど,いわゆる早期発見しても,早期治療ができない状況であった.しかし,ようやく抗アミロイドβ抗体が上市され,MCIを発見する意義が大きくなった.ここでは,ADの早期発見や受診勧奨について述べる.

軽度認知障害および軽度認知症の診断基準のポイント

認知症の診断基準にはいくつかあるが,『精神疾患の診断・統計マニュアル 第5版 テキスト改訂版(DSM-5-TR)』[1]によると,認知症(major neurocognitive disorder)と軽度認知障害(mild neurocognitive disorder)の違いは,次のように認知機能の「有意な低下」と「軽度の低下」の違いである.診断基準のうち,A項目では,複雑性注意,実行機能,学習および記憶,言語,知覚-運動,社会的認知の認知領域のうち1つ以上において,認知症では次の①,②について有意な認知の低下があるとされるが,MCIでは軽度の認知の低下とされる.

[表] 軽度認知障害および軽度認知症を疑う服薬関連のチェック項目（筆者試案）

主に記憶に関連した部分と理解力・判断力・対処能力などを判断する

- □ 服薬忘れのチェック，次回受診日までの残薬数を把握しているか？
- □ 服薬を忘れたときはどうしているか？ 服薬を忘れないようにするための対応はしているか？
- □ 服薬する時間を間違えていないか？ あるいは，飲み過ぎたりしていないか？
- □ 何の薬剤なのか，薬剤の作用などを大まかに理解しているか？ また，複数の病院，医院から処方されている場合どこから処方されているものか理解しているか？
- □ 処方変更があった場合にその理由やいつから変わったか，そのための症状変化などがわかっているか？
- □ 服薬に関連して食べてはいけないものがあることを理解しているか？
- □ お薬手帳の管理ができているかどうか？（持参しているか，服薬歴が貼ってあるかなど）

※上記にあてはまる場合は，家族の協力も必要となるため，もともとこれらに無頓着だったのか，最近そうなったのかを確認できるとよい．もともとしっかりしていた場合には，認知症の疑いがあり，家族も気づいている場合がある

---

① 本人，本人をよく知る情報提供者，または臨床家による有意な認知機能低下（MCIでは軽度の認知機能低下）があったという懸念
② 標準化された神経心理学的検査によって，それがなければ他の定量化された臨床的評価によって記録された，実質的な認知行為の障害（MCIでは軽度の障害）

B項目では，認知症では毎日の活動において認知欠損が自立を阻害するとされ，MCIでは阻害しないとされる．認知欠損が自立を阻害するとは，最低限，請求書を支払う，服薬を管理するなどの，複雑な手段的日常生活動作に援助を必要とすることであり，これがMCIでは，複雑な手段的日常生活活動は保たれるが，以前より大きな努力，代償的方略または工夫が必要であるかもしれないとなる．また，C項目ではせん妄の除外，D項目では他の精神疾患の除外が共通している．

この診断基準では，複雑な手段的日常生活動作における障害がポイントであり，服薬管理が具体的な例としてあげられている．表に服薬に関連した認知症を疑う場合のチェックすべき項目について筆者らの試案を呈示した．どれか1つでもあてはまれば，疑ってみるきっかけになると思われる．

鑑別すべきポイント

■「もの忘れ」との鑑別ポイント

認知症の原因疾患として最も多いのはADであり，その前駆段階としてのMCIでもADが原因として最も多いと考えられ，健忘型のMCIを呈することが多い．その特徴は，エピソード記憶という，出来事に関する時系列にそった記憶の障害である．これが，いつとはなしに始まりゆっくりと進行する状態，すなわち潜行性発症の経過をとり，どこから始まったかが特定しにくい場合も多い．患者自身あるいは家族からの情報で，昨年よりもエピソード記憶障害が進行したと判断できれば，ADの可能性が高くなる．一方，「もの忘れ」という訴えが失語症などの初期症状の場合もある．「わかっているけど言葉や人の名前がでない」という症状は「ど忘れ」と一般的にもよく使われる．使用頻度が低い言葉では健常人でもしばしば経験されるが，使用頻度が高い言葉でも頻回にみられる場合は異常であり，非定型ADも含めて失語症で始まる認知症の初期症状でみられることがある．

■「せん妄」との鑑別ポイント

前述した診断基準でもあげたように，MCIおよび認知症の診断の際にまず除外しなけれ

ばならないのは，せん妄状態である．せん妄では軽度の意識レベルの低下に伴う注意障害が特徴的である．診察では数字をくり返して言う数唱や「100-7」の連続減算がしばしば障害される．通常の会話でも簡単な数字や今言われたことが頭に入らずに聞き直すなどの状態として観察される．せん妄の原因としては，脳梗塞，慢性硬膜下血腫などの頭蓋内疾患，内科的疾患などによる全身状態の悪化の影響によるものなどのほかに，次の認知機能低下を誘発しやすい薬剤[2]のように薬剤性の要因を除外する必要があり，薬剤師の果たす役割は大きい．

- 向精神薬
  抗精神病薬，催眠薬，鎮静薬，抗うつ薬
- 向精神薬以外
  抗パーキンソン病薬，抗てんかん薬，循環器病治療薬（ジギタリス，利尿薬，一部の降圧薬など），鎮痛薬〔オピオイド，非ステロイド性抗炎症薬（NSAIDs）〕，ステロイド，抗菌薬，抗ウイルス薬，抗腫瘍薬，泌尿器科病治療薬（過活動膀胱治療薬），消化器病治療薬（H_2受容体拮抗薬，抗コリン薬），抗喘息薬，抗アレルギー薬（抗ヒスタミン薬）

せん妄では，経過としては急激な認知機能の悪化を示すことが特徴であり，これはすでに認知機能低下が存在する場合でもさらなる急激な悪化がみられる．新型コロナウイルス感染症（COVID-19）やインフルエンザ感染では，発熱そのもの，および発熱に対するNSAIDsや感冒薬の服用で，認知症患者や高齢者は容易にせん妄を引き起こすことにも注意が必要である．

自分から認知症の不安を訴える場合の対応

近年，ADに関する啓発が進み，自分から心配して受診する場合が増えている．自分の親もADだったからというような例もあり，遺伝的な背景を心配している場合もある．エピソード記憶の低下については，おそらく最初期には自分で自覚できている場合も多い．特に教育歴が高い場合は，病歴を確認すると自分から1人で受診している人も多い．しかしながら通常の脳CTやMRI検査では正常の場合も多く，受診しても異常なしとされてしまうことも多かった．そのため，より詳細な神経心理学的検査と脳血流SPECTなどを含む機能画像の検査も早期の診断には重要である．一般診療では，改訂長谷川式簡易知能評価スケール（HDS-R）やミニメンタルステート検査（MMSE）がよく使用される．これらの検査で認知症を疑うカットオフ値は，HDS-Rで20点以下，MMSEで23点以下とされるが，軽度認知症やMCIではこれ以上の点数の場合が多いことに注意が必要である．レカネマブの適応はMMSEで22点以上，ドナネマブでは20〜28点が適応範囲である．MMSEでは，3単語の遅延再生（覚えた単語を一定時間経過後に思い出すこと）で2個しかできなくてもほかがすべてできればMMSE 28点になる．さらには満点でもMCIの可能性は否定できない．病歴や自覚症状から疑わしい場合は，より難しい5つの単語の遅延再生がある課題であるMontreal Cognitive Assessment日本語版（MoCA-J）やAlzheimer's Disease Assessment Scale（ADAS）の10単語記銘で評価してみるのがよい．筆者らは，これらの神経心理学的検査と画像検査を組み合わせたうえで，本人にも検査結果をフィードバックして情報を共有し，必要に

応じて6ヵ月ごとの再検査をしながらみていくことが望ましいと考えている．米国 National Institute on Aging-Alzheimer's Association Workgroup (NIA-AA) の軽度認知障害の診断基準[3]では，「以前と比較して認知機能の低下がある．これは患者本人，情報提供者，熟練した臨床医のいずれかによって指摘されうる」と記載してあり，経時的変化を含めた詳しい観察が必要である．

一方，日常生活でのエピソード記憶障害が目立たなくても，「もの忘れがひどくなって心配だ」と訴える場合もある．このような場合，記銘力検査では正常で検査結果と乖離していることがある．そのような例には，成人の注意欠如多動症の例が含まれることがある[4]．

また，多くの場合本人はエピソード記憶の低下についての自覚がない，あるいは実際の障害よりも軽いと考えているため，家族などの周囲の人が受診を勧めても，年のせいだとか，必要がないと納得してくれない．何度も受診を勧めると怒ることもある．もの忘れ外来や認知症疾患医療センターなどでは，家族の相談のみでも受け付けていることが多いため，そこで相談して，検診などの名目で受診してもらうこともある．一度受診されれば，継続して医療機関につながるように配慮した診察をすることも専門医の役割である．

引用文献

1) 日本精神神経学会 日本語版用語監修，髙橋三郎ほか監訳：DSM-5-TR 精神疾患の診断・統計マニュアル，医学書院，2023.
2) 日本神経学会監修：認知症疾患診療ガイドライン2017，医学書院，2017.
3) Albert MS, et al：Alzheimers Dementia, 7：270-279, 2011.
4) 林 博史ほか：精神医学，62：163-172, 2020.

特集▶▶▶抗アミロイドβ抗体　アルツハイマー病新薬をよみとくB面，やくだつC面
[C面]抗アミロイドβ抗体の適正使用をサポートするための臨床知識③

抗アミロイドβ抗体の投与前の処方設計

和泉 唯信* 　松原 知康** 　藤田 浩司***

徳島大学大学院医歯薬学研究部 臨床神経科学分野　*教授　**特任助教　***講師

Key Points

- 抗アミロイドβ抗体のインフュージョンリアクションとして発熱の頻度が高いため，初回投与時にはアセトアミノフェンを頓服としてあらかじめ処方する．
- レカネマブ投与量は体重で決まるため，投与前に体重測定する．ドナネマブは体重で投与量は変わらないが，4回目以降は投与量が倍になる．
- コリンエステラーゼ阻害薬はアルツハイマー病による軽度の認知症の場合，投与を検討する．軽度認知障害は適応外である．

アルツハイマー病（Alzheimer's disease：AD）の病態の中核をなすと考えられるアミロイドβ（Aβ）タンパクに対する抗体薬として，2023年9月にレカネマブ（レケンビ®）が，2024年9月にドナネマブ（ケサンラ®）が国内承認された．徳島県においても早急に抗アミロイドβ抗体を投与できる体制を整えるため，2024年4月に徳島大学病院脳神経内科（以下，当科）にMCI（軽度認知障害）・認知症外来を開設した．

抗アミロイドβ抗体はADによるMCIか軽度認知症が適応になる．頭部MRIで他の疾患の鑑別と，ADに関連するアミロイド関連画像異常（amyloid-related imaging abnormalities：ARIA）の確認を行う．ADが疑われる場合，アミロイドPETか脳脊髄液（CSF）検査（Aβ42/Aβ40比）によって脳内のAβ蓄積の有無を確認する．脳内Aβの蓄積が確認

できればADと診断できる．認知機能検査では，ミニメンタルステート検査（MMSE）で22点以上（レカネマブ），20点以上28点以下（ドナネマブ），なおかつ臨床認知症尺度（CDR）で0.5（おおむねMCIに相当）か1（おおむね軽度の認知症に相当）であれば治療の対象になる．治療対象となるMMSEの基準が両剤で異なることには注意が必要である（図1）．図2に示すように，当科のMCI・認知症外来では2025年2月までに198人の新規患者が受診し，結果的に49人が抗アミロイドβ抗体投与に至った．本稿では，最適使用推進ガイドライン[1,2]を踏まえた当科での処方・投与の実際と注意点を紹介したい．また，抗アミロイドβ抗体以前の既存薬（コリンエステラーゼ阻害薬，NMDA受容体拮抗薬）に関する注意点も紹介する．

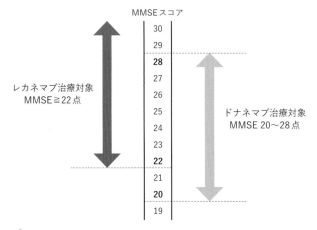

[図1] 抗アミロイドβ抗体の適応になるMMSE合計点数の範囲
レカネマブとドナネマブで適応になるMMSE合計点数の範囲が異なることに注意を要する（いずれの薬剤もCDR全般スコアが0.5または1.0が対象）
MMSE：ミニメンタルステート検査，CDR：臨床認知症尺度

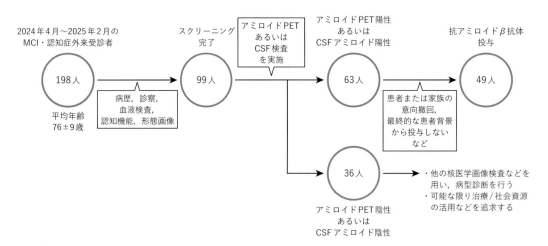

[図2] 徳島大学病院脳神経内科のMCI・認知症外来を受診した患者の推移
2024年4月から2025年2月末までに198人の患者が受診し49人が抗アミロイドβ抗体投与に至った
MCI：軽度認知障害，CSF：脳脊髄液

初回投与まで

■ 初回診療からスクリーニングまで

　受診したらまず問診および診察を行い，ADによるMCIあるいは軽度の認知症が疑われるかをスクリーニングする．ADによるMCIあるいは軽度の認知症が疑われる場合は抗アミロイドβ抗体について説明する．診断のプロセスと治療薬の効果，副反応などに加えて負担額も説明する．負担額については，年齢，収入額，医療保険の種類，高額療養費制度の適用によって金額が変わることを説明する．加えて，自立支援医療制度の適用が可能な場合には，その概要についても説明をする．

　抗アミロイドβ抗体投与の意向がある場合，頭部MRI，認知機能検査（MMSE，CDR

を含む），血液検査，アミロイドPET（または CSF検査）を予定する．アミロイドPETはそれ以外の3つの検査の後に行う．認知機能検査は初診時にはあえて行わず，アミロイドPETの予約日から予想される初回投与日の1ヵ月前以内に行うようにしている．当科のMCI・認知症外来ではアミロイドPETを勧めているが，患者によっては自己負担額が厳しい場合や，診断のプロセスを急ぐ場合はCSF検査を行うこともある．CSF検査は2週間以内（SRL社への外注検査の場合は所要日数3〜9日と記載されている）に結果が出るため，当院におけるアミロイドPETの予約確保より結果を早く得られる．

血液検査は紹介時にある程度実施されている場合も少なくないが，認知機能に影響するビタミンや甲状腺機能などは追加で検査する．初回導入実施施設でのMRI施行が求められるためMRIは必ず予約するが，初診時に他院で施行されたMRIを持参される場合がある．持参されたMRIがADに矛盾しない所見で軽度の認知症か中等度の認知症か微妙な場合には，認知機能検査を実施する．その結果，抗アミロイドβ抗体の適応になる認知機能のレベルなら，速やかにCSF検査を実施し，ADかどうかを判断する．ADであるならば，認知機能検査実施から1ヵ月以内にMRIを撮影し，問題がなければ抗アミロイドβ抗体を開始している．認知症のレベルが軽度か中等度か判断が難しい場合も，検査のプロセスを可能な限り早めるようにしている．

■ 同意取得から初回投与まで

初回投与時の同意取得時にはあらためてインフュージョンリアクションとARIAについて説明し，緊急時の受診方法を説明する．少なくとも投与開始から半年間は緊急時には当院への受診を原則としているが，半年以降は継続実施施設とも連携して対応している．インフュージョンリアクションとして発熱の頻度が高いため，アセトアミノフェンを頓服としてあらかじめ処方している．

レカネマブは通常，10mg/kgを2週間に1回，約1時間かけて点滴静注する．レカネマブは体重で投与量が決まるため投与前に体重測定が必要である．ドナネマブは通常，1回700mgを4週間隔で3回，その後は1回1,400mgを4週間隔で，少なくとも30分かけて点滴静注する．このように，ドナネマブは体重で投与量は変わらないが，4回目以降投与量が倍になる．

■ 2回目以降の投与と MRIの日程調整

レカネマブまたはドナネマブの投与が決まった段階で，2回目以降の投与予定日も決める．ARIA確認のためのMRIは，院内で予約を確保するのが難しいが，初回投与時に半年先まで予約する．アミロイドPETもその時点で1年先の予約をしている．また，半年後以降は患者の居住地に近い継続実施施設で実施するかどうかを本人と家族に意思確認する．継続実施施設での施行を希望する場合は，その施設に連絡し診療情報を提供するとともに施行の準備を始めてもらう．継続実施施設で施行される場合も，最適使用推進ガイドラインに従い，半年ごとに当科に受診してもらい状態の確認，MRIおよび認知機能検査を行うようにしている．

■ 既存薬

初診時に前医から既存薬が処方されている場合があり，病名と抗アミロイドβ抗体適応との整合性を確認する．すなわち，既存薬の

適応はアルツハイマー型認知症であるためMCIでは処方できないが，前医で処方されていることがある．その場合には保険病名はアルツハイマー型認知症として検査のプロセスを進める．

ドネペジル錠10mg，ドネペジル貼付剤55mgは高度のアルツハイマー型認知症が，メマンチンは中等度および高度のアルツハイマー型認知症が適応であるため，これらが処方されていれば本来なら抗アミロイドβ抗体の適応外である．しかし，実際にはMCIや軽度認知症の場合でも投与されている場合があるため，それらを減量か中止し抗アミロイドβ抗体の適応があるかを検査する．

また，軽度の認知症か中等度の認知症か微妙な状態でありながら，前医で検査されず既存薬も開始されていない場合もある．その際には，問診および診察所見でADに矛盾しないと考えられる場合はコリンエステラーゼ阻害薬を処方している．形態画像の確認なくしてアルツハイマー型認知症の治療を開始することは異論もあるのは承知しているが，抗アミロイドβ抗体投与を前提としてADを診断するプロセスと認知機能検査を短期間でくり返す練習効果を避けるために，当科のMCI・認知症外来ではそのように対応している．

おわりに

抗アミロイドβ抗体の投与前の処方設計を概説した．最適使用推進ガイドラインに則り準備する．レカネマブは体重によって，ドナネマブは初回から3回目までと4回目以降で，投与量が異なることに注意が必要である．既存薬については，患者の状況と抗アミロイドβ抗体を予定するにあたって保険運用上に矛盾がないように取り扱うことも大切である．

謝 辞

本研究は，日本医療研究開発機構認知症研究開発事業「アルツハイマー病疾患修飾薬全国臨床レジストリの構築と解析」（研究開発代表者　岩坪　威）の助成によって進められている．

引用文献

1) 厚生労働省：最適使用推進ガイドライン　レカネマブ（遺伝子組換え）（販売名：レケンビ点滴静注200mg，レケンビ点滴静注500mg），2023.
2) 厚生労働省：最適使用推進ガイドライン　ドナネマブ（遺伝子組換え），2024.

特集▶▶▶抗アミロイドβ抗体　アルツハイマー病新薬をよみとくB面，やくだつC面
[C面]抗アミロイドβ抗体の適正使用をサポートするための臨床知識④

抗アミロイドβ抗体の副作用管理

中根　一
帝京大学医学部附属溝口病院 脳神経外科　教授

> **Key Points**
> - インフュージョンリアクションは抗アミロイドβ抗体の点滴時にみられる副作用で，発熱，悪寒，頭痛，発疹，アナフィラキシーショックなどがある．
> - アミロイド関連画像異常(ARIA)-Eに対しては，神経症候を伴う重篤な場合には，ステロイド療法を実施することがある．
> - ARIA-Hに対しては，微小出血では経過をみる．脳出血例でも経過観察が主で，臨床試験では開頭血腫除去術を行った例はないようである．

　認知症を診療している医師，軽度認知障害(mild cognitive impairment：MCI)・軽度認知症の患者，その家族に待望の抗アミロイドβ抗体が承認・発売された．この薬剤はアルツハイマー病(Alzheimer's disease：AD)の進行を抑制する効果を期待されている一方で，その副作用も報道されており，外来では使用を心配する患者・家族が多くみられる．本稿では抗アミロイドβ抗体の副作用とその対処法に関して，患者への説明内容を踏まえ解説をする．

インフュージョンリアクション[1,2]

　インフュージョンリアクションとは，分子標的薬の点滴に伴って起こる副作用のことで，アレルギー反応とは異なる．レカネマブ，ドナネマブはどちらもヒト化モノクローナル抗体で，異種タンパク由来の割合は少ないものの，インフュージョンリアクションの発生に関わっている可能性がある．現状では詳しい発生機序は明らかになっていない．

■ 症　状

レカネマブ：頭痛，悪寒，発熱，悪心・嘔吐などの症状が現れることがあるとされる．投与当日の発現が多く，投与回数が増えると減っていく．

ドナネマブ：紅斑，悪寒，悪心・嘔吐，発汗，呼吸困難，血圧上昇が，インフュージョンリアクション関連事象を含む過敏症の症状としてあげられ，投与2回目の発現が多かった．

■ 頻　度

レカネマブ：インフュージョンリアクションの発生率は全体集団では26.1％であった．日

本人では10.2％であり，ほとんどが軽症であった．インフュージョンリアクション関連事象のうちグレード分類3以上である遷延・再発（グレード3），生命を脅かす（グレード4）は0.8％であった．
ドナネマブ：インフュージョンリアクション関連事象を含む過敏症の発生率は10.2％で，発現は投与中が多く，投与後30分以内にほとんどが発現する．

■ 対処法

レカネマブ：点滴中に異常が認められた場合は，必要に応じて注入速度を下げるか，注入を中断または中止する．インフュージョンリアクションに対して，抗ヒスタミン薬，アセトアミノフェン，非ステロイド性抗炎症薬（NSAIDs），副腎皮質ステロイドの予防的投与も考慮する．投与後の安全性評価のため，初回投与後は4時間の院内待機，2～6回目の投与後は2時間の院内待機，7回目以降の投与は30分待機とする．
ドナネマブ：投与中および投与終了後，少なくとも30分は患者の状態を十分に観察し，重篤なインフュージョンリアクションが認められた場合は，ただちに本剤の投与を中止する．インフュージョンリアクション関連事象に対して，予防投与や投与速度の減速による有意な発現抑制は認められていない．

■ アナフィラキシー[3]

アナフィラキシーは重篤な全身性のアレルギー性過敏反応であり，急速に発現し，死に至ることもある．

■ 診断基準（症状）

次のいずれかの基準を満たす場合はアナフィラキシーの可能性が高い．

①皮膚，粘膜，またはその両方の症状（全身性の蕁麻疹，瘙痒または紅潮，口唇・舌・口蓋垂の腫脹など）が数分～数時間で急速に発症した場合
②典型的な皮膚症状を伴わなくても，その患者にとって既知のアレルゲンまたはアレルゲンの可能性が高いものに曝露された後，血圧低下，気管支攣縮，または喉頭症状が数分～数時間で急速に発症した場合

■ 鑑別のポイント

患者に恐怖や不安をもたらす可能性がある処置では血管迷走神経反射が生じることがある．また，喘息や不安・パニック発作なども鑑別しなければならない．

■ 機　序

アナフィラキシーの機序は多岐にわたるが，最も頻度が高いのはIgEが関与する免疫学的機序である．薬剤は，IgEが関与しない免疫学的機序や，マスト細胞を直接活性化することによってもアナフィラキシーの誘因となりうる．

■ 頻　度[1,2]

レカネマブ：アナフィラキシーとしての報告はない．
ドナネマブ：アナフィラキシー反応の発生率は0.4％と報告されている．

■ 初期対応

アナフィラキシーが疑われる場合，以下の迅速な対応が必要である．

①誘発していると思われる点滴中止
②気道/呼吸/循環，精神状態，皮膚の評価
③助け（援助者）を呼ぶ
④大腿部中央の前外側にアドレナリン

0.01 mg/kgを筋注
⑤患者を仰臥位にし，下肢を挙上
⑥必要な場合は酸素投与
⑦静脈路の確保・生理食塩液の投与
⑧必要に応じて心肺蘇生を行う

■ 治療

◆第一選択薬：アドレナリン

アナフィラキシーと診断された場合または強く疑われる場合は，大腿部中央の前外側に0.1％アドレナリン0.01 mg/kgをただちに筋肉注射する．成人の最大投与量は0.5 mgであり，緊急時には簡素化して0.5 mgを投与してもよい．アドレナリンの効果は短時間で消失するため，症状が治療抵抗性を示す場合は，5〜15分ごとにくり返し投与する．

◆第二選択薬

ヒスタミンH_1・H_2受容体拮抗薬は皮膚症状を緩和し，$β_2$受容体刺激薬は喘鳴，咳嗽，息切れなどの下気道症状に有効で，副腎皮質ステロイドは二相性反応を予防すると考えられている．

■ 対処法

アナフィラキシーの疑いがある場合，患者に対する治療薬の投与は永続的に中止とする．

ARIA-E[1,2]

アミロイド関連画像異常（ARIA）-Eは，脳実質における血管原性浮腫や脳溝への滲出液貯留が認められるものであり，多くは一過性である．

■ 重症度分類（レカネマブ，ドナネマブも同基準）

軽度：脳溝，皮質，または皮質下白質の1ヵ

[表1] 抗アミロイドβ抗体のARIA出現頻度

	レカネマブ (n=898)	ドナネマブ (n=853)
ARIA-E	113 (12.6%)	205 (24.0%)
重篤	7 (0.8%)	13 (1.5%)
ARIA-H	148 (16.5%)	268 (31.4%)
重篤	4 (0.4%)	4 (0.5%)
脳出血	4 (0.4%)	3 (0.4%)

ARIA：アミロイド関連画像異常

（文献1，2より作成）

所に限局した，5 cm未満のFLAIR高信号
中等度：最大径が5〜10 cmのFLAIR高信号が1ヵ所にみられる，または10 cm未満の高信号が複数部位にみられる
重度：10 cmを超えるFLAIR高信号で，脳回腫脹および脳溝消失を伴う．1ヵ所または複数ヵ所に独立した病変を認める

■ 症状

一過性で非特異的であることが多い．多くは無症候であるが一部の患者には以下の症状がみられる．

レカネマブ，ドナネマブ共通：頭痛，錯乱，悪心・嘔吐，視覚障害，浮動性めまい
レカネマブ：精神神経症状，疲労，歩行障害
ドナネマブ：振戦，言語障害，認知機能の悪化，意識変容，発作

■ 頻度（表1）

レカネマブ：898人中113人（12.6％）で発現した．日本人では88人中4人（4.5％）であった．
ドナネマブ：853人中205人（24.0％）で発現した．

■ 治療

症候性で重症の神経症状が起こった場合

は，入院治療が必要となり，副腎皮質ステロイドや抗てんかん薬を使用する．

■ 対処法

レカネマブ：無症候性であれば，重症度が軽度の場合は投与継続可能であり，中等度または重度の場合は画像所見消失まで投与を中断する．症候性の場合，画像の重症度にかかわらず症状および画像所見消失まで投与を中断する．投与継続した場合は，ARIA重症化の有無を確認するため，発現から1～2ヵ月後にMRI検査の実施を考慮する．中断する場合は約2～4ヵ月後にMRI検査を実施し，症状および画像所見が消失すれば投与を再開する．画像所見の消失が確認されない場合は，追加のMRI検査を実施する．

ドナネマブ：レカネマブと同様，無症候性であれば，重症度が軽度の場合は投与継続可能である．無症候性で中等度の場合は画像所見消失まで中断するが，無症候性で重度の場合と症候性の場合は，症状および画像所見の消失まで中断または中止する．MRIのモニタリングはレカネマブと同様である．投与を中止した場合，発現から約2～4ヵ月後にMRI検査を実施する．ARIA-Eの消失が確認されない場合は，追加のMRIを実施する．症候性で重篤な有害事象と明らかに関連している場合は永続的に中止する．

ARIA-H

ARIA-Hは，脳実質における脳微小出血およびくも膜下腔における脳表ヘモジデリン沈着症として発現する．脳出血もARIA-Hに加えられているが，本稿では別に述べる．

■ 重症度分類（レカネマブ，ドナネマブも同基準）

軽度：脳微小出血は新規が1～4個，脳表ヘモジデリン沈着症は1ヵ所
中等度：脳微小出血は新規が5～9個，脳表ヘモジデリン沈着症は2ヵ所
重度：脳微小出血は新規が10個以上，脳表ヘモジデリン沈着症は3ヵ所以上

■ 症　状

一般的には無症状である．

■ 頻度（表1）

レカネマブ：898人中148人（16.5％）で発現した．日本人では88人中10人（11.4％）であった．
ドナネマブ：853人中268人（31.4％）で発現した．

■ 治　療

脳微小出血に対する治療はない．

■ 対処法

レカネマブ：無症候性であれば，重症度が軽度の場合は投与継続可能であり，中等度または重度の場合は画像所見安定化まで投与を中断する．症候性の場合，画像の重症度にかかわらず症状消失および画像所見安定化まで投与を中断する．投与を継続した場合は，ARIA重症化の有無を確認するため，発現から1～2ヵ月後にMRI検査の実施を考慮する．中断する場合は約2～4ヵ月後にMRI検査を実施し，症状消失および画像安定化が認められれば投与を再開する．

ドナネマブ：レカネマブと同様，無症候性であれば，重症度が軽度の場合は投与継続可能である．無症候性で中等度の場合は画像所見安定化まで中断するが，無症候性で重度の場合と症候性の場合は，症状消失および画像所

見安定化まで中断または中止する．MRIのモニタリングはレカネマブと同様である．投与を中止した場合，発現から約2～4ヵ月後にMRI検査を実施する．ARIA-Hの安定化が確認されない場合は，追加のMRIを実施する．症候性で重篤な有害事象と明らかに関連している場合は永続的に中止する．

脳出血[1,2)]

通常は10mm未満を脳微小出血，10mm以上を脳出血と定義する．

■ 重症度分類（レカネマブ，ドナネマブも同基準）

10mmを超える脳出血は重度に分類される．

■ 症　状

一般的には無症状である．症状は出血部位に依存する．

■ 頻度（表1）

レカネマブ：898人中4人（0.4％）で発現した．日本人では88人中1人（1.1％）であった．
ドナネマブ：853人中3人（0.4％）で発現した．

■ 治　療

無症状の場合は経過観察．アミロイド血管症で皮質下出血を起こす場合があり，偏位（脳が障害されることで，眼球が偏って位置する状態）を来すほどの出血の場合は開頭血腫除去術の適応となる．

■ 対処法

レカネマブ：無症候性であれば，画像所見安定化まで投与を中断する．症候性の場合は，症状消失および画像所見安定化まで中断する．中断する場合は約2～4ヵ月後にMRI検査を実施し，症状消失および画像安定化が認められれば投与を再開する．
ドナネマブ：無症候性，症候性にかかわらず投与を中止する．

副作用管理を踏まえたインフォームド・コンセント

ヒト化モノクローナル抗体の点滴を行うため，副作用が起こりうることを患者および家族に説明する．

■ インフュージョンリアクション

点滴直後から数日にわたり，反応性に悪寒，発熱，頭痛などの症状が出現する可能性があることを説明する．発熱，頭痛に関しては，初日に予防的に解熱鎮痛薬の処方をしている．ドナネマブではまれではあるが，アナフィラキシーの可能性があることを説明する．
レカネマブ：帝京大学医学部附属溝口病院（以下，当院）では，2024年の5月から投薬開始し，すでに80人ほどの投与実績がある．当初はベッドを確保して点滴を行っていたが，数回の投与を経て安定している場合は座位での投与に切り替えている．
ドナネマブ：2025年2月から開始しており，いまだ症例が少ない．30分間の投与で，インフュージョンリアクションは発生しなかったが，アナフィラキシー症例を経験したため，初回～2回目はベッドを確保し，点滴開始直後は重点的に監視をするようにした．

■ ARIA

ARIAは無症候なことが多いが，脳に微小出血や脳浮腫が起こることを説明する．これはアミロイドを除去するときに炎症が起こり，血管から水や赤血球が漏れるためと考えられている．症状がないため，頻繁にMRIで

[表2] APOEε4キャリア別のARIA発生頻度

	レカネマブ			ドナネマブ		
	ホモ接合体 ($n=141$)	ヘテロ接合体 ($n=479$)	ノンキャリア ($n=278$)	ホモ接合体 ($n=143$)	ヘテロ接合体 ($n=452$)	ノンキャリア ($n=255$)
ARIA-E	46 (32.6%)	52 (10.9%)	15 (5.4%)	59 (41.3%)	105 (23.2%)	40 (15.7%)
重篤	3 (2.1%)	2 (0.4%)	2 (0.7%)	4 (2.8%)	8 (1.8%)	1 (0.4%)
ARIA-H	53 (37.6%)	63 (13.2%)	32 (11.5%)	72 (50.3%)	147 (32.5%)	48 (18.8%)
重篤	1 (0.7%)	1 (0.2%)	2 (0.7%)	2 (1.4%)	1 (0.2%)	1 (0.4%)

ARIA：アミロイド関連画像異常

(文献1, 2より作成)

確認する必要があることを説明する．
レカネマブ：月2回の点滴投与であり，4回目，6回目，13回目の後にMRI検査が必要となる．これまでARIA-Hが2人，ARIA-Eが1人いた．
ドナネマブ：月1回の点滴投与であるが，3ヵ月間は毎回MRI検査が必要である．そのため，月2回の来院が必要となる．今のところARIAの経験はない．

■ アポリポタンパク質E対立遺伝子4（APOEε4）キャリア

　APOEε4キャリアの患者では，ARIA-EおよびARIA-Hの発現が高い頻度で認められている．また，APOEε4ホモ接合型は，症候性ARIAを生じる可能性が他の遺伝型と比べて高い（表2）．ARIAのリスクを踏まえて抗アミロイドβ抗体を適正に使用するという観点から，APOE遺伝型を調べる臨床的意義が示唆されている[4]．現状，APOE遺伝子検査は保険収載されていないため，当院では実施していない．APOEε4キャリアはADの発症リスクが高いことも知られており，今後，AD診療において必須の検査になるかもしれない．

■ 抗血小板薬，抗凝固薬の服用

　脳梗塞，心疾患などで抗血小板薬や抗凝固薬を服用している場合，禁忌にはならないが，出血性合併症に注意が必要なことを説明しなければならない．

■ 静注血栓溶解療法

　抗アミロイドβ抗体投与中に，静注血栓溶解療法を行った後に脳出血を発症した報告がある．そのため，機械的血栓回収療法の適応があり速やかに治療を行える場合には，それを優先する．

■ 効能または効果の留意点

　抗アミロイドβ抗体は，認知症を改善する薬剤ではなく進行を抑制する薬剤である．治療を開始しているのにもかかわらず症状が進行していくと，特に家族は不安を感じることがある．導入時に説明していてもくり返し薬剤の効能・効果を説明することが重要である．
　症状が急速に悪化した場合に，抗アミロイドβ抗体の点滴を継続するかどうかの判断も必要となる．現在のところ，認知機能の低下のみを指標に中止することは考えていない．

おわりに

　抗アミロイドβ抗体は，ADのMCI・軽度認知症の進行抑制に，アミロイドβプラークを除去するという新たなアプローチで挑む薬剤である．実臨床における症例が少ないため，臨床試験の結果（適正使用ガイド）[1,2]を基にデータを記載している．本稿では2薬剤の対比をしているが，直接比較をしたものではないことを留意していただきたい．これらの薬剤が，多くの患者・家族の健康をもたらすことを期待したい．

引用文献

1) エーザイ株式会社：レケンビ®点滴静注200mg，500mg適正使用ガイド，2024.
2) 日本イーライリリー株式会社：ケサンラ®点滴静注液350mg適正使用ガイド，2024.
3) 日本アレルギー学会Anaphylaxis対策委員会編：アナフィラキシーガイドライン2022．日本アレルギー学会，2022.
4) 「認知症に関する脳脊髄液・血液バイオマーカー，APOE検査の適正使用指針」作成委員会：認知症に関する脳脊髄液・血液バイオマーカー，APOE検査の適正使用指針，改訂第2版，2023.

薬物治療のスタンダードな教科書の改訂版!

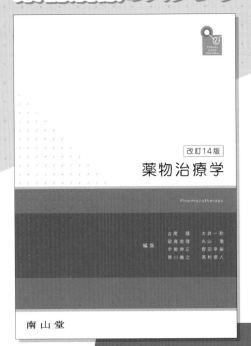

改訂14版
visual core pharma
薬物治療学

編集　吉尾　隆　　大井一弥
　　　鍋島俊隆　　丸山　徹
　　　早勢伸正　　野田幸裕
　　　賀川義之　　髙村徳人

- B5判　939頁
- 定価 9,900円（本体9,000円＋税10%）
- 978-4-525-72104-6
- 2025年4月発行

改訂 薬学教育モデル・コアカリに対応

◆ 改訂箇所一覧でどこが新しくなったかひと目でわかる!
◆ 薬物治療学の学習のポイントとなる,病態と治療薬の作用点をひと目で理解できる!
◆ 診療ガイドラインに示される標準的な薬物治療をわかりやすく,さらに第109回を含む薬剤師国家試験の出題内容を反映!!

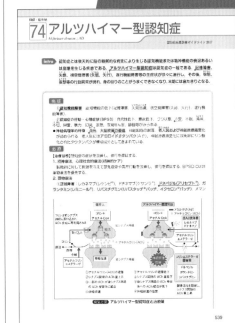

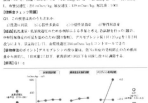

症例問題付き

詳しくはWebで

9784525721046

 南山堂　〒113-0034 東京都文京区湯島4-1-11
TEL 03-5689-7855　FAX 03-5689-7857（営業）
URL　https://www.nanzando.com
E-mail　eigyo_bu@nanzando.com

特集▶▶▶抗アミロイドβ抗体　アルツハイマー病新薬をよみとくB面，やくだつC面

[C面] 抗アミロイドβ抗体の適正使用をサポートするための臨床知識⑤

抗アミロイドβ抗体の アドヒアランスの管理

丸木 雄一

埼玉精神神経センター　理事長/センター長

Key Points
- 医師，看護師，薬剤師，放射線技師など多職種の連携が必要不可欠である．
- 迅速な診断，治療開始が患者に好評となっている．
- 24時間の副作用対応に加えて，患者からの質問にはしっかり答えることが信頼関係を生む．

　2023年12月にアルツハイマー病(AD)の疾患修飾薬であるレカネマブが保険収載され，軽度認知障害(MCI)を含めた軽度な認知機能障害のAD患者，および認知症担当医にとっては朗報であった．筆者らは2016年からレカネマブの治験に参加し，3人の対象者に対して18ヵ月の二重盲検期の後，約3年半の継続投与の経験から，レカネマブはなるべく早期に投与することが有効であるとの確証をもった．埼玉精神神経センター（以下，当センター）にて1人目の投与は，2024年1月22日で埼玉県内初の症例であった．以後，積極的にレカネマブの対象者に対して検査・投与を積み重ねている．レカネマブの診療手順としては図1に示したとおり，通常の物忘れ外来にてMCIもしくは軽度アルツハイマー型認知症と診断した患者に対して，初診日にレカネマブの説明を行い，投与を希望した患者に対しては外来で腰椎穿刺を行い，アミロイドβ(Aβ)の蓄積・リン酸化タウの高値を認めたケースには，レカネマブ投与の希望の

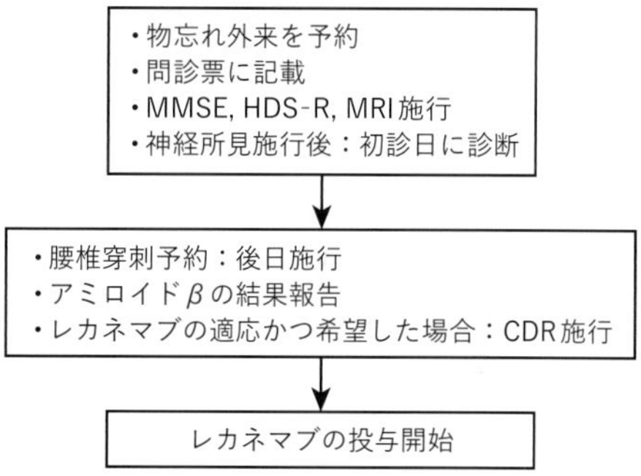

[図1] **レカネマブ投与の診療手順**
物忘れ外来にてMCIもしくは軽度アルツハイマー型認知症と診断した患者に対して，初診日にレカネマブの説明を行い，投与を希望した患者に対しては外来で腰椎穿刺を行う．アミロイドβの蓄積・リン酸化タウの高値を認めたケースには，レカネマブ投与の希望の有無を確認し，CDRを行い，希望者には即日投与を開始
MMSE：ミニメンタルステート検査，HDS-R：改訂長谷川式簡易知能評価スケール，CDR：臨床認知症尺度，MCI：軽度認知障害

有無を確認し，臨床認知症尺度(CDR)検査を行い，希望者には即日投与を開始している．

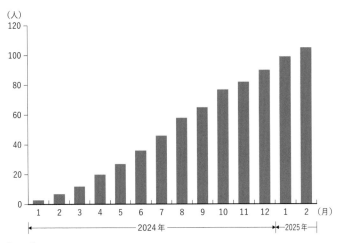

［図2］埼玉精神神経センターにおけるレカネマブ投与数（2025年2月28日現在）
2024年1月22日から2025年2月28日までに105人に投与を開始

a 担当医に渡されるメモ

名前	ID	様
体重		kg
点滴前 BP・P	時間　　： ／	回
点滴後 BP・P	時間　　： ／	回

b 患者に渡されるメモ

ID ＿＿＿＿＿＿
様
★レケンビ点滴　回目予定表
次回　年　月　日（　）
時間　：　～
埼玉精神神経センター

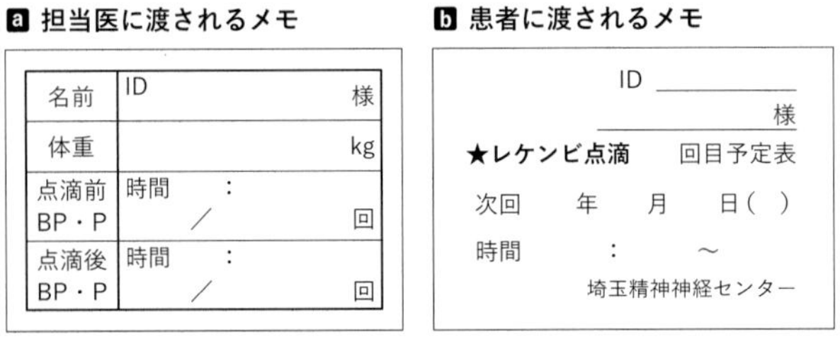

［図3］アドヒアランス向上対策の一例（メモ）
aに示したメモを外来看護師が記載して，担当医に提出．担当医は問診，血圧測定などの身体チェック後，当日の点滴を指示．点滴終了後，看護師が問診・血圧測定を行い，次回の来院予定日を**b**に示したメモに記載し，患者に手渡す

症例提示①

70代，女性．2024年6月の金曜日に当センター初診，改訂長谷川式簡易知能評価スケール(HDS-R)は23点，ミニメンタルステート検査(MMSE)は23点，遅延再生，時間のオリエンテーションで減点を認め，MRI上で海馬領域の萎縮を軽度に認め，MCIと診断．本人・家族がレカネマブを希望したため，翌日の土曜日に外来にて腰椎穿刺施行，2日後の月曜日にAβ比0.047，リン酸化タウは94.4pg/mLの結果判明．初診8日目の金曜日にCDRが0.5であることを確認，レカネマブの投与開始となった．このようなケースを順調に積み重ね，2025年3月1日現在105人に投与を行っている(**図2**)．

投与のアドヒアランス向上対策として，来院患者には**図3a**に示したメモを外来看護師が記載して，担当医に提出している．担当医は問診，血圧測定などの身体チェック後，当日の点滴の指示を出す．点滴の調製は担当薬剤師が行い，担当薬剤師はその他の業務を行うことなく，当日はレカネマブ調製のみに専念し，高価な薬剤の調製ミスを未然に防ぐよ

No.	アミロイド検査日	ID	年齢	性別	名前	Dr.	投与開始 2024.1.22〜 投与日（投与予定日）											
							1回目	5回目	MRI/MMSE	6回目	7回目	MRI/MMSE	8回目	14回目	MRI/MMSE	15回目	28回目	29回目	30回目
1	2023/12/27		73歳	男性			1/22	3/25	◎	4/8	4/22	◎	5/7	8/3	◎	8/17	2/28	2025/3/14予定	
2	2024/1/12		71歳	女性			1/27	3/23	◎	4/6	4/20	◎	5/9	8/2	◎	8/16	2/28	2025/3/14予定	
3	2024/1/17		74歳	女性			1/27	3/23	◎	4/6	4/20	◎	5/7	8/3	◎	8/17	2/17	3/3	2025/3/17予定

[図4] 当センターの患者管理方法
メモを基にExcelに入力し，ひと目で次回受診日，5，7，14回目の検査日もわかる

う対策をとっている．レカネマブは当日の体重によって投与量が決定するため，診察後でないと調製ができない．診察が終了した患者はレカネマブが調製されるまでの時間は待機の時間となるため，慎重かつ迅速に調製する必要がある．2025年の年始には1日22人の患者にレカネマブの投与を行ったが，誤調剤・誤投与はなく迅速に点滴を行えた．

点滴終了時には看護師が問診・血圧測定，次回の来院予定日の話し合いを行い図3bに示したメモに記載している．メモを基に図4に示したExcelに入力し，ひと目で次回受診日，5，7，14回目の検査日もわかるようにしている．次回予定日に受診しなかった患者に対しては外来から連絡を入れ，新たな受診日の相談を行った．事前に予定日の来院ができないとの連絡にも柔軟に対応している．このような対応により，理由不明で再来しなくなったケースはない．投与後の副作用に関しても24時間体制で対応している．

症例提示②

80代，男性．2024年11月レカネマブ4回目の投与終了後，帰宅途中のパン屋でイートインをしている最中に意識障害が出現．救急搬送の依頼を受けた．家族はレカネマブの副作用を心配していたが，発熱も認め，新型コロナウイルス抗原検査陽性を確認，対症療法を施行した．2週間後には予定どおりレカネマブ5回目の投与を行った．妻もコロナに罹患したそうだが，当センターの対応に大変感謝していた．体調変化に対する相談が重要であることを再確認したケースであった．

当センターでは投与患者が増えるに従い，点滴用のベッドが足りなくなり，2024年6月より外来近くにレカネマブ投与専用点滴室を創設した（図5）．リクライニングチェアを6台用意し，2025年7月まで増え続ける投与患者に点滴待ちなく対応できる体制を構築した．

ドナネマブ

当院センターにおいては2024年11月に保険収載されたドナネマブの採用も考慮したが，現場からレカネマブの投与で手一杯の状態で，投与法もやや煩雑な新たな薬剤の採用は誤投与の危険が大きすぎるとの声が強く，ドナネマブ希望患者には近隣で採用している医療機関を紹介している．

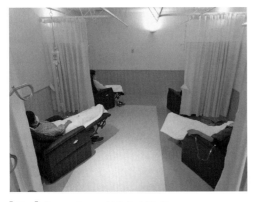

[図5] 当センターの新たな点滴室
レカネマブ投与専用点滴室を創設，リクライニングチェアを6台用意し，増え続ける投与患者に点滴待ちなく対応できる．
6台のリクライニングチェアをフル稼動した場合，午前・午後の2回転，週6日稼動，最大144人まで対応可能．

おわりに

　レカネマブ投与に際して最も重要な要素は，医療機関に対する信頼関係であると考える．検査・診断は迅速に行う，質問にはわかりやすく説明する，体調変化時の対応も24時間受けつける，点滴の待ち時間を減らすなどがあげられる．投与患者も100人を超え，当初の終了目安の18ヵ月が近づいてきたため，患者・家族のための説明会を開催することとした．このような試みもアドヒアランス向上に結びつくと考える．

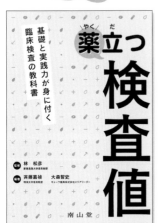

薬立つ検査値
基礎と実践力が身に付く 臨床検査の教科書

監修　林　松彦
　　　慶應義塾大学 客員教授

編著　斉藤嘉禎
　　　明海大学 客員教授

　　　大森智史
　　　キョーワ薬局株式会社
　　　エリアリーダー

薬剤師も検査値を踏まえたより詳細な病態の把握，副作用の管理などが求められ，処方監査や服薬指導へそのデータの活用が求められます．本書は検査値の基本的な知識と薬学的視点からみた検査値の見かたについて解説するとともに，症例により実践的な知識を習得できる一冊としました．

● B5判／259頁
● ISBN 978-4-525-77771-5
● 定価 3,960円（本体3,600円+税10%）
● 2024年10月発行

詳しくはWebで

南山堂　〒113-0034 東京都文京区湯島4-1-11
TEL 03-5689-7855　FAX 03-5689-7857（営業）
URL　https://www.nanzando.com
E-mail　eigyo_bu@nanzando.com

特集▶▶▶抗アミロイドβ抗体　アルツハイマー病新薬をよみとくB面，やくだつC面
[C面]抗アミロイドβ抗体の適正使用をサポートするための臨床知識⑥

抗アミロイドβ抗体と従来の抗認知症薬の関わり

古和 久朋

神戸大学大学院保健学研究科 リハビリテーション科学領域 脳機能・精神障害学分野　教授

Key Points

- 従来より使用されていた抗認知症薬は，コリンエステラーゼ阻害作用により脳内アセチルコリンを増加させるコリナージック薬と，NMDA受容体の部分拮抗作用をもつメマンチンに大別される．
- 陽性症状が目立つ症例はメマンチンから，陰性症状が目立つ症例ではコリナージック薬から使用を開始することが一般的である．
- 抗アミロイド抗体の使用にあたり，MMSEの点数が低めで適応を外れてしまうケースに抗認知症薬を使用することで，基準をクリアできる可能性がある．

　長年その登場が期待されてきたアルツハイマー病（Alzheimer's disease：AD）の疾患修飾薬，すなわち脳内病理に直接働きかけ，老人斑の除去を可能とする抗アミロイドβ（Aβ）抗体であるレカネマブとドナネマブが，2023年，2024年と相次いで上市された．一方で，抗アミロイドβ抗体の登場以前は1999年以来，症状改善薬（一時的に認知機能の改善は示されるものの，脳内病理への働きかけはないため，程なく認知機能が低下に転じ，その進行スピードは変わらない）に属する4剤による治療が四半世紀余り続いてきた．

　本稿では，疾患修飾薬ならびに症状改善薬がともに使用可能となった現在，それぞれの特性を活かした効果的な使用法について，症状改善薬の概説を交えながら探りたい．

従来の抗認知症薬

　わが国の認知症の原因疾患として最多を占めるADは，記銘想起障害から始まり，その後，失行，失認，言語機能や視覚認知の障害が続発した結果，さまざまな場面における日常生活動作が困難となる疾患である．典型的な罹病期間は，運動機能が廃絶し寝たきりの状態になるまで10年以上にわたる．また，患者ごとに，さらには各病期においても，その時々で最も優先される治療介入の対象となる症状は異なる．

　現在，ドネペジル，ガランタミン，リバスチグミン，メマンチンの4種類がアルツハイマー型認知症治療薬としてわが国で上市されている〔ドネペジル（経皮吸収型製剤を除く）はレビー小体型認知症への治療薬としても保

[表] アルツハイマー型認知症治療薬の概要

一般名	ドネペジル	ガランタミン	リバスチグミン	メマンチン
作用機序	AChE阻害作用	AChE阻害作用 APL作用	AChEおよび BChE阻害作用	シナプスでの グルタミン酸の作用抑制
適応ステージ	軽度・中等度・高度	軽度・中等度	軽度・中等度	中等度・高度
用量(/日)	軽～中：5mg 高：10mg	軽～中：16～24mg 高：—	軽～中：18mg 高：—	軽：— 中～高：20mg
剤形	錠剤，D錠，細粒，DS， 内服ゼリー， 経皮吸収型製剤*	錠剤，OD錠，内用液	経皮吸収型製剤	錠剤，OD錠，DS
服薬回数	1日1回	1日2回	1日1回	1日1回
半減期	70.66±16.57時間 (D錠5mg単回投与・水なし)	8.0～9.4時間 (4, 8mg単回投与)	3.3時間 (18mg，パッチ除去後)	55.3～71.3時間 (5, 10, 20mg単回投与)
発売時期	1999年11月	2011年3月	2011年7月	2011年6月
国際誕生日	1996年11月	2000年3月	2007年7月	2002年5月

＊：経皮吸収型製剤はドネペジル，それ以外はドネペジル塩酸塩
AChE：アセチルコリンエステラーゼ，APL：アロステリック活性化リガンド，BChE：ブチリルコリンエステラーゼ，D錠・OD錠：口腔内崩壊錠，DS：ドライシロップ

険適用がある〕．このうち，前3剤は脳内の神経伝達物質の一つであるアセチルコリンを増加させる効果がありコリナージック薬と総称される．メマンチンはこれとは異なる機序で効果を発揮する(**表**)．

■ コリナージック薬3剤

◆コリナージック薬とは

ドネペジル，ガランタミン，リバスチグミンはミニメンタルステート検査(MMSE)，ADAS-Cogといった指標において，ADの認知機能の改善効果を統計学的有意に認めて上市された薬剤である．アセチルコリンエステラーゼ阻害作用は共通しているものの，ガランタミンはニコチン受容体に対するアロステリック作用を併せもち，またリバスチグミンはブチリルコリンエステラーゼというもう一つのアセチルコリンの分解酵素のはたらきも阻害する．これら3剤は化学構造もまったく異なることから，はじめに用いた薬物の効果がみられない場合でも，次の薬物を試す価値が十分あると思われる．

◆3剤の使い分け

これら3剤における認知機能への使い分けについて，ガイドラインでは軽度，中等度，重度の各病期によって保険医療上の適応が異なっていることから，それに基づいた処方を提示している．

コリナージック薬3剤の優劣については，直接比較試験も限られており，はっきりしていない．その使い分けについては，処方医によるところがあるが，一つの要素として，投与方法や服用回数がいずれも異なることから，患者一人ひとりの療養状況や介護体制により，最も負担が少なく服薬可能な薬物を処方するというスタンスでよい．実際，抗認知症薬の添付文書には，「医療従事者，家族などの管理のもとで投与すること」との記載が

あり，ADの診断がついても，患者が服薬管理できる状況にない場合は，即処方とはならないことを銘記すべきである．

治療の初期段階にあり，自身で服薬管理もできている状況であれば，1日2回服用のガランタミンを含めて，すべての薬剤の処方が可能である．

◆**服薬管理を介護者に依存している場合**

一方，記銘想起の障害をはじめ日常生活動作の多くを介護者に依存している，あるいはそういう状態であることが予想される場合には，介護者に薬物管理がゆだねられることとなる．独居であれば，介護職，訪問看護師，訪問薬剤師などに頼らざるを得ず，1日1回，場合によっては本来とは異なる投与方法であるが，隔日投与で妥協せざるを得ない場合も少なくない．そのような場合は，おのずとドネペジルやリバスチグミンに使用が限られてくる．

また介護者が同居していても，同年代の配偶者，すなわち老々介護の状態であり，時に薬物管理を間違う可能性がある場合には，服薬がなされているかが確実に確かめることができる経皮吸収型製剤を選択することで，安全にコントロールできることがある．

◆**食欲が低下している場合**

コリナージック薬は，一般的に脳外のアセチルコリンを上昇させることで，自律神経において副交感系を優位に増強させる．その結果，腸液の分泌や腸管運動が亢進し，悪心，嘔吐，下痢といった消化器症状が出現しうる．ここまではっきりとした症状が出なくても，ADでは食欲が低下する場合もあり，コリナージック薬をまったく用いていない場合でも，食事に関する興味の低下や食事をする意味が理解できず，結果として食事の摂取量そのものが低下し，療養上問題となることがある．

近年，食欲を司るホルモンとしてグレリンが注目されている．これは主に胃で産生されるペプチドホルモンであり，脳の視床下部に作用して食欲を増進させるはたらきをもつことがわかってきた．グレリンはブチリルコリンエステラーゼによって分解されることから，コリナージック作用をもつ抗認知症薬のなかでリバスチグミンでのみ，このホルモンの分解が抑制され食欲の増強につながる可能性が指摘されている．筆者も本剤を使用後に食欲の改善がみられた症例があり，食欲低下や体重減少が問題である場合には，リバスチグミンの使用を考慮してもよいと思われる．

■ **メマンチン**

メマンチンは，N-メチル-D-アスパラギン酸（NMDA）受容体の部分拮抗作用をもつ薬剤であり，シナプス前末端からの異常なグルタミン酸放出によるシナプス後膜のシグナルノイズを減少させること，およびカルシウムイオンの細胞内での異常な上昇を防ぐことで神経保護的に作用していると考えられている．

認知機能については，MMSEなどの全体的なスコアの改善や維持に効果が示されているほか，言語機能についても，日常臨床でその効果が実感できるほどに改善がみられることがある．

これらに加えて，認知症の行動・心理症状（BPSD）に対しては，行動障害および攻撃性への効果が示されている．すなわち，どちらかというと興奮や焦燥などの症状を示している患者に本剤を投与することで，穏やかに過ごせるようになるというものである．すべての症例で確実に効果があるわけではないものの，仮にそういった症状が前景に立っている場合には，コリナージック薬よりもメマンチンをはじめに試してみる価値があると考える．

なお，本剤は中等度以上のアルツハイマー型認知症に対する使用が保険適用の対象であ

ることから，保険診療下において抗アミロイドβ抗体との併用は行えない点に注意が必要である．

■ **抗認知症薬の使用方法**

いずれの薬剤もMMSEをはじめとする各種の認知機能検査により，プラゼボ群よりも有意な効果を示していること，コリナージック薬とメマンチンの併用は単剤での使用よりも有意に効果がみられていることから，ADと診断された段階で一度は使用を考えるべきである．一方で，いずれの薬剤も記銘想起障害の症状（いわゆるもの忘れ）には効果が実感しづらく，もの忘れ以外の症状からコントロールすべき症状を選択して，はじめの薬物を決定している．また，軽度認知障害（mild cognitive impairment：MCI）に対しては保険適用が認められていないことにも留意すべきである．

その際，アパシーや無為，うつなどの"陰性症状"が主体の場合には，コリナージック薬を選択する．一方，興奮や焦燥，激越などの"陽性症状"が目立つ場合には，メマンチンから開始する．

いずれの薬物も2～3ヵ月をめどに，当初の薬剤選択の目的が達成されたかどうかを慎重に判断し，無効な場合には他の薬剤への切り替えも考慮する．メマンチンを1日20mgまで処方しても目的の効果が得られない場合には，抗精神病薬や抗てんかん薬など他剤の使用を考慮する．

薬物の効果判定については，MMSEや改訂長谷川式簡易知能評価スケール（HDS-R）などを用いることも一つの方法であるが，ADをはじめとする神経変性疾患を対象としており，認知機能のスケールが低下していくのは致し方ないことである．むしろ，BSPDの指標としてNeuropsychiatric Inventory（NPI）や介護者の負担度を評価するZarit介護負担尺度などを用いることである程度の評価も可能である．認知機能は低下しているものの，介護者の負担度はそれほど増えず，介護サービスも併用しながら，できるだけ長期間，住み慣れた環境で生活を送れることを目標とすることが現実的であろう．

抗アミロイドβ抗体治療と抗認知症薬の使い分け

すでに他稿で解説されているように，抗アミロイドβ抗体はADによるMCIあるいは軽度の認知症に使用が認められている薬剤であり，MMSEの点数ではレカネマブは22点以上，ドナネマブは20～28点がその適応範囲となる．外来にはこれら抗体薬による治療を切望し来院したものの，スコアが1～2点足りない，といったケースもみられる．その場合は，コリンエステラーゼ阻害薬を開始することでスコアの改善を図ることが期待できる．また，レカネマブは18ヵ月の投与を行った時点で，臨床認知症尺度（CDR）ならびにMMSEのスコアなども加味しながら，さらなる継続投与について判断することとなっている．この際，CDRスコアで1のステージを維持できているようであれば，コリンエステラーゼ阻害薬の投与による改善効果が加わることで，継続の条件をクリアできる可能性が高まる．

それでは，抗アミロイドβ抗体治療時には全例でコリンエステラーゼ阻害薬を併用すればよいではないか，ということになるが筆者はこの意見には否定的である．なぜなら，コリナージック薬は興奮などの陽性症状を引き起こす要因となりうるからである．また，進行を抑制する効果はあっても認知機能のスコアは改善しない，とされる抗体薬治療におい

ても，レカネマブではEQ-5Dのスコアにおいてうつ傾向が改善するなどの症状改善が示されている．実際に，介護者からは抗体薬治療開始後に，患者の発言内容が明るくなった，あまり悲観的な話が聞かれなくなった，という話がよく聞かれている．その変化は大きいものではないかもしれないが，抗体薬治療による可能性を，処方する側もされる側も感じられるよう，まずは抗体薬単独での治療を考慮したい．

現在の抗アミロイドβ抗体では，ADの病勢を完全に止めることはできず，適切な治療介入を実施しても，いずれは中等度以降のステージに病状が進行することがほとんどである．この段階では，薬物治療の主な目的・役割はメマンチンも含めた抗認知症薬4剤により，目立つ症状をできるだけコントロールすることとなる．デイケア，デイサービス，ショートステイやこれらの場所での非薬物介入を併用することも，介護負担軽減という観点から重要である．このようにトータルケアを通じて，2024年1月に施行された『共生社会の実現を推進するための認知症基本法』が謳う共生の実現をめざすこととなる．

おわりに

抗アミロイドβ抗体ならびに抗認知症薬がともに使用可能となった現在，それぞれの使い分けについて，抗認知症薬の特性を振り返りながら概説した．ADの各病期に応じて最も適切な治療が選択され，患者や家族一人ひとりのADLそしてQOLの維持，向上につながれば幸いである．

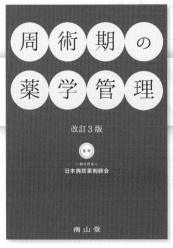

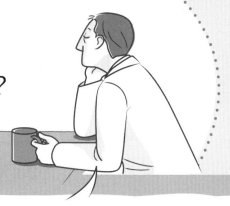

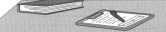

専門・認定資格がないと薬剤師は優秀ではないのか？

　筆者は以前，親しい薬剤師仲間から「裸の戦士」とよばれていた．それは大病院での勤務経験や専門・認定資格もないのに，全国での講演や執筆活動を行っていた頃のことだ．

　「博士号もなく論文数もない，そんなお前に何でオファーが次々と舞い込むんだ？」「武器も鎧もなくよく戦えるな」「シャベリだけは昔からうまかったよな──」と，研修生時代の先生や薬剤師の友人から，飲みの席で愛のある弄りをよく受けていた．オファーを受けたのは病院薬剤師会での活動や雑誌の連載が多いが，薬剤師会だけでなく，製薬会社や卸，都や県などの公的機関，看護部団体など職種にとらわれずオファーをいただいたこともあり，同じ演題名でもスライドの内容を対象にあわせてかなり変えたりしていた．

　現在，薬剤師が取得できる専門・認定等は約50ほどあるようだ．薬剤師でなければ取得できない資格に限定しても，日本医療薬学会や日本病院薬剤師会を筆頭にかなりの数になる．薬剤部ホームページの薬剤師募集ページのアピールでも，資格取得者が何人いる，研修施設になっているということが，まるで「優秀な薬剤師が多数いる施設」の代名詞になっている．

　しかし，ちょっと待っていただきたい！

　日本の病院の8割は300床以下の中小病院で，100床未満の病院も3割以上ある．病院の大半を占める中小病院や慢性期，精神科や透析などの専門病院，さらに一人勤務体制の薬剤師はみんなそのような資格を有しているのだろうか？　そして，有していない場合は「優秀な薬剤師がいない病院」になるのだろうか？

　大学病院の医師が教授になるには，論文数（英語も必要）や学会での実績が必須であるが，これは「大学」という範疇に「病院」が含まれるため理解できる．しかし，大学病院ではない医療機関ではそんな決まりはどこにもなく，さらに「薬剤部長＝教授ではない」施設も多数存在する．となると，多くの人が勤務している施設で優秀な薬剤師になるにはどうすればよいのだろうか？

　以前，がん専門病院の薬剤部長から「うちに来ないか？」と打診されたことがある．がんに精通していない僕のような薬剤師になぜ？と聞いたところ，「がん認定・専門薬剤師がたくさんいるのはよいことだけれど，がん以外の情報や知識に精通していて，社会常識や人脈，評価方法に通

じている管理者が一人くらいいないと組織が回らない」「腫瘍マーカーや血球など，がんに関わる検査値は見逃さないが，電解質などの基本的な検査値異常を見逃すことがよくある」「ハラスメント対策や昇進時の評価，レクレーションの企画などもしてほしい」とのこと．

　なるほど，専門病院にもそういう苦境というか悩みというか，問題があることを改めて知ることができた．結局転職はしなかったが，その病院には私よりも上品なDI薬剤師が赴任し，組織もうまくコントロールできているようだ．

　保険薬局では，調剤過誤を起こさず，処理時間が早く，加算ノルマを毎月達成し，愛想もよくて患者受けがよい，かかりつけ薬剤師としての患者数も多い，そんな薬剤師が優秀ということだろうか？

　筆者は20年間一般企業に勤務していた．そのため若いころから「人事評価」を受け，それが賞与や昇給に反映されることが普通であったが，病院や薬局ではいまでも評価基準が不透明で，俯瞰的評価が浸透していない業種である．そんななか，客観的にわかりやすい「認定・専門・指導」を考課の枠に入れるのは，正当な評価ということになってしまうのだろう．

　診療報酬に直接かかわる「がん」「感染」だけでなく，今後ますます資格偏重の流れが止まることはないだろう，しかし，特に組織の長，薬剤部長には考えてもらいたい．その陰で調剤室を守り，抗がん薬を調製，窓口で丁寧な服薬説明そしている普通の薬剤師がいるからこそ，資格保持者の専門性が活かされていることを．そして，専門という肩書にあぐらをかき，「がん以外の仕事はしません」などと一般病院で言い張る「専門薬剤師」を育ててはいけないことを！（**鎧のない薬剤師**）

memo

「前回Do」「Do処方」のDoは何語？

　Doは"ditto"（ディトー）「前に同じ」という意味のラテン語です．英語と答える方がいますが，Yes I Doに例えるなら，「はい，私は前に同じ」とは言わないでしょう．なので，「前回DO」という使い方が誤りです．ちなみにこれは「重ね言葉」といいますが，不適切な和製英語も結構あって，例えばフラダンスならば，フラはハワイ語で「ダンス」の意味なため，意味合い的には「ダンスダンス」になります．サハラもアラビア語で「砂漠」だから，サハラ砂漠は「砂漠砂漠」ですね．

- チゲ鍋（『チゲ』そのものが鍋料理の一種）
- クーポン券（クーポンはフランス語で『券』）
- ポタージュスープ（ポタージュはフランス語で『スープ』）
- サルサソース（サルサはスペイン語で『ソース』）
- ラム酒（ラムは英語で『酒』）

　重ね言葉は意外とあるもので，挙げるとキリがありませんね．

飲み合わせ研究所
子どもの服薬 Tips

小嶋 純・米子 真記
一般社団法人
医療健康資源開発研究所

子どもの服薬を上手に行える Tips（ヒント）について，特に，薬の味について実験結果を交えて情報を提供します．味覚は個人差，年齢差，国際差などさまざまで，その日の体調でも変化します．そのため，薬の味の評価については，味覚センサーを用いて数値化することで標準化を検討しています．

第29回

ツムラ葛根湯エキス顆粒（医療用）

飲み合わせ実験結果

水	麦茶	緑茶	スポーツ飲料	オレンジジュース
×	×	×	×	×
リンゴジュース	牛乳	シロップ	ハチミツ	ヨーグルト
×	○	×	◎	○
プリン	ココア	杏仁豆腐	複合調味料	大麦飲料
◎	×	◎	×	×

◎：とても飲みやすい，○：飲みやすい，△：変わらない，×：飲みにくい，
××：とても飲みにくい，－：不明

実験に使用した各食物の種類

- 水（天然水，SUNTORY）　・麦茶（健康ミネラルむぎ茶，伊藤園）
- 緑茶（おーいお茶，伊藤園）　・スポーツ飲料（ポカリスエット，大塚製薬）
- オレンジジュースおよびリンゴジュース（Dole®，雪印メグミルク）
- 牛乳（明治おいしい牛乳，明治）
- シロップ（ガムシロップ，ローソン）　・ハチミツ（純粋はちみつ，天長食品工業）
- ヨーグルト（牧場の朝ヨーグルト 生乳仕立て，雪印メグミルク）
- プリン（新鮮卵のこんがり焼きプリン，オハヨー乳業）
- ココア（バンホーテンココア PET470ml，アサヒ飲料）
- 杏仁豆腐（アジア茶房 杏仁豆腐，雪印メグミルク）
- 複合調味料（うま味だし・ハイミー®，味の素）　・大麦飲料（ミロ，ネスレ日本）

今回は，漢方製剤のツムラ葛根湯エキス顆粒（医療用）（以下，葛根湯）を題材とした．実験に用いた葛根湯および各食物は購入して実験に用いた．今回も飲み合わせの実験は味認識装置（SA402B，インテリジェントセンサーテクノロジー社製）を用いた〔実験方法の詳細は連載第1回（2023年1月号）を参照〕[1]．

Expt. 1

実験①

人工唾液（基準液）10 mL ＋ 水 15 mL に加えて，葛根湯 0.25 g，0.75 g および 2.5 g をカップに入れ，十分に撹拌後に BT0 センサーと参照電極を設置した．各々設置後 300 秒間測定した．測定は 1 秒に 1 回の割合でセンサーの電位を測定した．

結果①

葛根湯は，苦味センサーの BT0 の電位を急激に上昇させ，投入 60 秒後以降も徐々に増加した．また，葛根湯のこの反応は濃度に依存的であった（図1）．

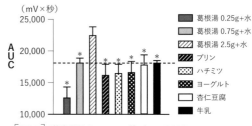

[図1] 葛根湯 2.5 g の苦味の AUC に対する食物の抑制効果

＊：葛根湯 2.5 g に対して有意に抑制（$p<0.01$, $n=3\sim4$, Dunnett's 多重比較検定法）

---：葛根湯 0.75 g の平均 AUC 値

参考文献

1) インテリジェントセンサーテクノロジーHP．Webpage URL：https://www.insent.co.jp（閲覧日：2025年3月）
2) ツムラ葛根湯エキス顆粒（医療用）医薬品インタビューフォーム改訂第5版，2020．
3) 東京生薬協会 HP，Webpage URL：https://www.tokyo-shoyaku.com（閲覧日：2025年3月）
4) 厚生労働省：第8回 NDB オープンデータ，2023．Available at：https://www.mhlw.go.jp/stf/seisakunitsuite/bunya/0000177221_00012.html
5) 小嶋 純：Rp.+，24（1）：26-27, 2025．
6) 厚生労働省医薬・生活衛生局：都道府県知事が承認する漢方製剤の製造販売承認事務の取扱いについて，薬生薬審発 0331 第 21 号，2017．
7) 一般社団法人 医療健康資源開発研究所 HP．Webpage URL：https://mhrri.com（閲覧日：2025年3月）

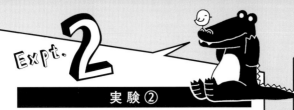

実験②

基準液 10 mL ＋葛根湯 2.5 g ＋液状サンプル（水，麦茶，緑茶，スポーツ飲料，オレンジジュース，リンゴジュース，牛乳，シロップ，ココア各 15 mL），半固形サンプル（ハチミツ，ヨーグルト，プリン，杏仁豆腐各 15 mL），または複合調味料（50 mg を 15 mL の水で懸濁），大麦飲料（1.5 g を 15 mL の水で懸濁）をカップに入れ，実験①と同様に測定した．

結果②

葛根湯 2.5 g による BTO の電位の上昇に対して，麦茶，緑茶，スポーツ飲料，オレンジジュース，リンゴジュース，シロップ，ココア，複合調味料および大麦飲料は水と同様に電位を上昇させた（図2，一部データ省略）．

牛乳，ハチミツ，ヨーグルト，プリンおよび杏仁豆腐は葛根湯 2.5 g による BTO の上昇を抑制した（図2）．

葛根湯 2.5 g の電位上昇を抑制した食物に関しては測定をくり返し行い，再現性も確認した．曲線下面積（$AUC_{30-330sec}$）による苦味の抑制・増加程度を図1に示す．

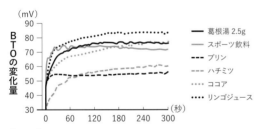

［図2］**葛根湯 2.5 g の苦味に対する食物の抑制効果**
葛根湯 2.5 g 測定直前の BTO の値を 0 と換算

［表］葛根湯に含まれる各生薬のにおいや味

有効成分	においや味
カッコン	ほとんどにおいがなく，味は僅かに甘く，後にやや苦い
ケイヒ	特異な芳香があり，味は甘く，辛く，後にやや粘液性で，僅かに収れん性である
タイソウ	弱い特異なにおいがあり，味は甘い
シャクヤク	特異なにおいがあり，味は初め僅かに甘く，後に渋くて僅かに苦い
マオウ	僅かににおいがあり，味は渋くて僅かに苦く，やや麻痺性である
ショウキョウ	特異なにおいがあり，味は極めて辛い
カンゾウ	弱いにおいがあり，味は甘い

考察

葛根湯はインタビューフォームの外観・性状の項で「淡褐色～黒褐色の粉末で，特異なにおいがあり，味は初め甘く，後に辛く，やや苦い」と記載されている[2]．しかし，葛根湯は**表**に示す7種類の生薬で構成され，それぞれ特徴のある味の複合的な味として苦味を示すものと思われる[3]．

今回，飲み合わせにより苦味を抑制した食物は乳製品とハチミツであった．これらの食物による苦味抑制効果は，葛根湯の辛みに対しても抑制を示した．なお，ハチミツで調整した溶液は葛根湯の顆粒が温存していたことから，苦味や辛みが溶け出さなかったことが原因と推察される．また，ヨーグルトは苦味を抑制するが，酸味が強く表れるので注意が必要である．

医療用の葛根湯製剤には顆粒，細粒および錠剤がある．実際の処方状況をみてみると，0～4歳では錠剤を服薬することは難しいため顆粒が処方されるが，5～14歳では錠剤が主に処方される．しかし，15～24歳では錠剤ではなく，顆粒が主となっていた[4]．この製剤ごとの処方傾向の違いは，漢方製剤は独特なにおいや味により小児では敬遠されるため，錠剤が処方され，成人になれば，服用量の観点から顆粒が処方されることによる違いと考える．

医療用の葛根湯の用法および用量は，「通常，成人1日7.5 gを2～3回に分割し，食前又は食間に経口投与する．なお，年齢，体重，症状により適宜増減する」と記載され，小児の適応がないと判断される．加えて「小児等を対象とした臨床試験は実施していない」との記載があるとおり，小児適応はないが，保険は通ると考える[5]．

ところで，とても面白いことに一般用医薬品における葛根湯は，明確な小児の用法・用量が記載されている．これは「都道府県知事が承認する漢方製剤の製造販売承認事務の取扱いについて」に従って設定されているためである[6]．

なお，一般用医薬品の葛根湯は満量処方ではないものが多く，医療用の葛根湯と比較して成分・分量が3分の2となっていることに注意してほしい．

最後に，読者の方からの飲みにくい薬剤の情報をお待ちしております．また，薬の苦味の測定も受託していますので，ご相談ください[7]．

えびさんぽ 臨床での使い方

ランドマークスタディを押さえたうえで，路地裏エビデンスが実際の臨床現場でどのように活用できるのか，症例ベースで解説します．

📖 ランドマークスタディと路地裏エビデンス…p.6

医療法人社団徳仁会 中野病院 薬局
青島周一

第41回 抗アミロイドβ抗体薬はアルツハイマー病の認知機能を改善しますか？

▶レカネマブは患者や介護者の生活の質を改善しますか？

内科のクリニックに通院している60代の女性患者が来局した．高血圧と脂質異常症で定期的に処方箋を持参しており，マスメディアなどの健康情報にとても関心の高い患者であった．服薬説明の際には，食事や運動に関連した健康法や，メディアで取り上げられた新薬に関する質問も多い．

薬を受け取った患者は，いつものように薬剤師に質問をしてきた．今回は，本人の薬や健康状態に関する質問ではなく，知人に関するものであった．

患者「友人の母親が認知症になってしまって，物忘れがひどいって言うんです．15分くらい前に話したことを忘れてしまって，同じ話をずっとくり返しているそうです．だから延々と話が終わらないらしいの．それでも，会話を無理に終わらせるのはかわいそうだから，1時間くらい母親の話を聞いていることもあるみたい．ただ，最近では心身の疲労を感じることもあるって．それで，新しい認知症の治療薬が出たでしょう？ その薬を使えば，少しは友人の負担も減るんじゃないかしら……」

アルツハイマー病は，患者本人のみならず，その家族や介護者の日常生活にもさまざまな影響をもたらす．特に，アルツハイマー病の早期においては，日常生活動作や意思決定能力が一定のレベルで維持されており，患者本人の自律性の尊重と，病状に起因する生活変化の狭間で，心身の疲労を覚える家族や介護者も少なくない[1]．そのようななかで，新しい作用機序を有する新薬の登場は，アルツハイマー病の病状進行に対する有効性はともかく，患者やその家族にとって希望の光となるかもしれない．そこで路地裏的エビデンス1『J Prev Alzheimers Dis, 10:771-777, 2023.［PMID:37874099］（p.8）』の活用である．

📍使ってみよう！ロジエビ

「2023年にレカネマブという新しい認知症の治療薬が発売されました．アミロイドβとよばれるアルツハイマー病の原因物質を取り除くことで，認知機能の衰えを緩和する効果があると期待されています．レカネマブはまた，患者さんや介護をされる方の生活の質についても，一定の改善が期待できるようです．ただし，すべての認知症患者さんに使える薬ではありません．新しい薬ですので，副作用に関するデータも十分とはいえません．かかりつけの先生に相談されるのが一番によいと思います」

エビデンス活用のヒント

ロジエビ❶は Clarity AD 試験の二次解析であり，仮説生成的な知見であることに注意したい．また，レカネマブによる治療を開始するためには，治療の対象となる条件（アミロイドβ病理を示唆する所見など）に該当する必要がある．本症例においては，薬剤師の立場で安易な治療推奨はせず，事実（論文情報）のみを説明し，同時にレカネマブで懸念される有害事象についても言及したうえで，かかりつけ医への相談を促すことが望ましいように思える．

▶アミロイド仮説は，アルツハイマー病の病態生理を合理的に説明していますか？

午前の外来調剤が終了し，調剤室で医薬品在庫の確認をしていると，近隣にある医療機関の医師から薬局に電話がかかってきた．処方実績のない薬剤を新規に処方する際には必ず在庫を確認してくれる医師であり，時間に余裕があるときには薬剤の有効性や安全性に関する情報提供も行っていた．今回の電話もまた，医薬品在庫の確認であったが，別件で次のような質問を受けた．

医師「アルツハイマー病の新薬ってどうなんですかね．レカネマブに加えて，ドナネマブも発売されたそうじゃないですか？抗アミロイドβ抗体薬って，いわゆるアミロイド仮説に基づいて開発された薬ですよね．その仮説の科学的な妥当性といいますか，そんなことを最近は考えているんですけど，薬剤師さんとしてどう思いますか？」

アミロイド仮説は，アルツハイマー病の発症メカニズムに関する合理性の高い病態生理学的仮説といえるが，絶対的な正しさが検証された理論ではない．歴史を振り返れば，天動説から地動説への転回，ニュートン力学から相対性理論への転回など，有力な仮説が新しい仮説に置き換わった事例はいくつも見いだすことができる．

アルツハイマー病の治療薬に関して，2002年〜2012年にかけて実施された413件のランダム化比較試験のうち，医薬品として承認に至った薬剤は**0.4%**にすぎない[2]．このことはまた，アルツハイマー病の病態を説明する理論的な仮説は，部分的にしか妥当していない可能性を示唆する．一方，近年になって研究開発が進められている抗アミロイドβ抗体薬のなかには，認知機能に対して一定の有効性が示された研究も報告されている．そこで路地裏的エビデンス2『**JAMA Neurol, 79：1015-1024, 2022.[PMID：36094645]（p.8）**』の活用である．

使ってみよう！ロジエビ

「早期のアルツハイマー患者を対象に，ドナネマブの有効性を検証したランダム化比較試験が報告されています．この研究では，ドナネマブによるアミロイドβの減少と認知症の病状進行の相関性が分析されており，アミロイドβが減少すると，病状進行が最大で23%低下するという結果が得られています．先生のご指摘のとおり，アミロイド仮説はその名のとおり仮説であり，検証された事実ではありません．この研究結果においても，アミロイドβと病状進行が因果関係にあるとは明言できない側面もあります．今後も一貫した試験データが得られるようであれば，仮説の合理性は高まっていくように思います」

エビデンス活用のヒント

仮説の確からしさは，それらを支持する観察結果が増えるほど高まる（確証性の原理）．そのような観点から，あらためてランドマークスタディとして紹介したランダム化比較試験の結果を俯瞰してみてほしい．各試験で設定されたエンドポイントの違い，抗アミロイドβ抗体薬における薬理学的特徴の差異などに着目すると，アミロイド仮説の妥当性をめぐる新たな視野や論点に気づくかもしれない．

参考文献

1) Noro Psikiyatr Ars, 54：82-86, 2017.[PMID：28566965]
2) Alzheimers Res Ther, 6：37, 2014.[PMID：25024750]

医薬品適正使用育薬フラッシュニュース

育薬セミナーのご案内
新薬の徹底分析，薬局プレアボイド・インシデント事例の解析など，薬剤業務で活用できる情報が満載のオンライン・セミナーを開講中！研修単位も取れます！

佐藤 宏樹
東京大学大学院情報学環 准教授/東京大学大学院薬学系研究科（育薬学）准教授

澤田 康文
東京大学大学院薬学系研究科（育薬学） 客員教授

降圧薬で高齢者の湿疹性皮膚炎リスクが上昇？

出典：Ye M et al.：JAMA Dermatol. 160（7）：710-716, 2024. doi：10.1001/jamadermatol.2024.1230

ポイント
- 英国の60歳以上を対象としたコホート研究で，降圧薬の使用と湿疹性皮膚炎診断の増加との関連が認められた
- 増加の割合は，利尿薬，Ca拮抗薬，ARB，α遮断薬，β遮断薬，ACE阻害薬の順で大きかった

薬剤業務での活用

加齢とともに皮膚のバリア機能が低下して皮膚疾患に罹患しやすくなり，さまざまな皮膚疾患に悩まされる高齢者は少なくない．本研究によると，降圧薬が湿疹性皮膚炎のリスクとなり，降圧薬の種類によってリスクの程度も異なるようである．完治しない皮膚疾患に悩まされている高齢者では，降圧薬の影響も考慮し，よりリスクの低い降圧薬への変更を提案することも一案かもしれない．

もっと知りたい！

目的 高齢者のアトピー性湿疹の診断の増加は，薬剤誘発性の湿疹性皮膚炎を誤診しているとの指摘もある．高齢者における降圧薬の使用と湿疹性皮膚炎との関連を検討した．

デザイン 縦断的コホート研究（longitudinal cohort study）

対象 英国のThe Health Improvement Network（500以上の診療所が参加）の医療情報データベースを用い，ベースライン時に湿疹性皮膚炎の診断を受けておらず，降圧薬が処方されていない60歳以上を対象とした．

方法 ベースライン時以降の降圧薬の処方，新規の活動性の湿疹性皮膚炎の診断を調査し，降圧薬の曝露状況別に湿疹性皮膚炎の診断率やハザード比を算出した．

結果 1,561,358人（年齢67±9歳，女性54.2％）が解析の対象となり，6.7％が湿疹性皮膚炎と診断されていた．1,000人・年あたりの診断数は，降圧薬が処方されていない患者で8.0件［95％信頼区間7.9-8.1］，降圧薬を処方されている患者で11.1件［10.9-11.2］であり，患者背景を調整したハザード比は1.29［1.26-1.31］であった．

降圧薬のクラス別でみると，ハザード比が大きい順に，利尿薬（1.21［1.19-1.24］），Ca拮抗薬（1.16［1.14-1.18］），ARB（1.12［1.09-1.15］），α遮断薬（1.08［1.05-1.11］），β遮断薬（1.04［1.02-1.06］），ACE阻害薬（1.02［1.00-1.04］）であった．

結論 降圧薬の処方後に湿疹性皮膚炎と診断される割合が増加し，特に利尿薬（21％）とCa拮抗薬（16％）で大きく，ACE阻害薬（2％）とβ遮断薬（4％）では小さかった．

降圧薬のアドヒアランスが悪い患者の特徴

出典：Sagara K et al.：J Hypertens. 42(4)：718-726, 2024. doi：10.1097/HJH.0000000000003661

ポイント
- 日本の11自治体の医療情報を用いた検討で，服薬アドヒアランスの低さと関連していたのは，若年，男性，降圧薬単剤処方，利尿薬の使用，がんの併存，病院での処方，小規模都市の居住であった

薬剤業務での活用

本研究では，アドヒアランスは処方日数をもとに評価されており，アドヒアランスというよりもコンプライアンスを意味していると考えられる．本研究であげられた服薬コンプライアンスの低さと関連している因子は，重点的にチェックすべき患者の特徴を表している可能性が示唆されるため，服薬指導に活かすことができるであろう．

もっと知りたい！

目的 日本の高血圧症患者で治療により血圧が140/90 mmHg未満にコントロールできているのは27％にすぎないと報告されており，一因として降圧薬の服薬アドヒアランスの低さが指摘されている．降圧薬の服薬の現状とその関連因子を検討した．

対象 LIFE研究（2019年に開始され，日本の11自治体で医療情報データベースを構築）のデータベースを用い，2015年4月～2020年3月に新たに本態性高血圧と診断され，降圧薬が処方された31～74歳の患者112,506人（男性56,235人/女性56,271人）を対象とした．

方法 患者のアドヒアランスは，降圧薬の処方開始から365日間のうち，降圧薬の処方日数の割合である服薬日数割合（PDC）で評価し，0.4以下を低，0.4～0.8を中，0.8超を高と分類した．多変量ロジスティック回帰分析により，アドヒアランスと関連する因子を検討した．

結果 対象者のアドヒアランスは，高が73.8％，中が14.2％，低が12.0％だった．

- 71～74歳と比較した調整オッズ比は，66～70歳の0.85から31～35歳の0.15まで，年齢が若くなるほどオッズ比が小さくなった
- 男性と比較した女性の調整オッズ比は1.06（女性のほうがアドヒアランスが高い）
- 降圧薬単剤と比較した調整オッズ比は，2剤併用で1.87，3剤で2.30，4で2.03，5剤で2.38，6剤で1.93（併用のほうがアドヒアランスが高い）
- ARBと比較した利尿薬の調整オッズ比は0.87
- がんの併存がない患者と比較したがんの併存患者の調整オッズ比は0.84
- クリニック（0～19床）と比較した調整オッズ比は，20～199床の病院で0.85，200-399床で0.78，400床以上で0.72
- 人口50万人以上の都市と比較した調整オッズ比は，20万人以上で0.78，5万人以上で0.70，5万人未満で0.85

結論 若年，男性，降圧薬単剤，利尿薬の使用，がんの併存，病院での処方，小規模都市の居住が，アドヒアランスの低さと関連していた．なお，実際の服薬状況は不明である，高血圧症の重症度を評価していないなど，いくつかの限界がある．

「全ZENか無MUか」じゃないんだよ 薬物相互作用
〜グレーゾーンを見極める臨床判断を支える知識と考え方〜

平井 利典 東京科学大学病院薬剤部 准教授 ／ 企画・構成：児島 悠史 Fizz-DI 代表

最終回　アメナメビル関連薬物相互作用

　薬物相互作用の最たる情報源として用いられるのは，添付文書やインタビューフォームであろう．しかし，機序の記載が「不明」に終始していたり，薬物相互作用の定量的記載が乏しかったり，具体的な介入への拠り所として次の一手が欲しいと感じる事例も少なくない．本稿では，アメナメビルが関連する薬物相互作用の機序を概説し，実臨床での薬物相互作用マネジメントにつなげる実践的知識を養いたい．

Aさん（75歳男性，60kg）の処方箋

Rp1 皮膚科
- アメナメビル 400mg　　1錠　　1日1回朝食後（1回1錠）
- アセトアミノフェン 500mg　4錠　1日4回毎食後・就寝前（1回1錠）
- ミロガバリン 5mg　　1錠　　1日1回就寝前（1回1錠）

Rp2 膠原病内科
- メトトレキサート 2mg　　4錠　　1日1回朝夕食後（金曜）（1回2錠）
- フォリアミン 5mg　　1錠　　1日1回朝食後（土曜）（1回1錠）
- タクロリムス 1mg　　3カプセル　1日1回夕食後（1回3カプセル）
- リファンピシン 150mg　3カプセル　1日1回朝食前（1回3カプセル）
- コメント：イソニアジドから変更

Question
帯状疱疹と診断され，アメナメビルが新規開始となった．これから薬剤師として薬学的評価・介入を充実させるにあたり，意識すべき点を考えたい．まずはアメナメビルの添付文書から，併用薬①〜③が薬物相互作用を起こす機序を述べよ．

①タクロリムス　　②リファンピシン　　③イソニアジド

Answer

薬剤名	区分	機序
タクロリムス	なし	なし
リファンピシン	禁忌	CYP3A 誘導作用によりお互いの代謝が促進
イソニアジド	なし	なし

　これらの薬物相互作用について，添付文書やインタビューフォームからではあまり実用的な情報が得られないことがわかる．そこで，「アメナメビル」の作用機序を見直しつつ，薬物相互作用の注意点をメカニズムから考えてみよう．

解説

既存薬と比較したアメナメビルの薬理作用と体内動態

　従来，広く用いられてきた抗ヘルペスウイルス薬のアシクロビル，バラシクロビル，ファムシクロビルは，プリン骨格を基本構造としており，ウイルス由来のチミジンキナーゼにより三リン酸体に変換された後にデオキシグアノシン三リン酸と競合的に阻害することで，DNA鎖の伸長を妨げる（図1）[1,2]．

　その反面，非核酸構造を有するアメナメビルは，これまでの抗ヘルペスウイルス薬の薬理作用と一線を画す．アメナメビルがヘリカーゼ・プライマーゼ複合体と特異的に結合すると，DNAヘリカーゼとDNA依存的ATPaseによる二本鎖DNAの開裂ならびにDNAプライマーゼによるRNAプライマー（一本鎖RNAの構成単位）の合成を阻害し，ヘルペスウイルスの増殖を抑える（図2）[3]．第Ⅲ相試験の結果によると，アメナメビルはバラシクロビルに劣らない有効性

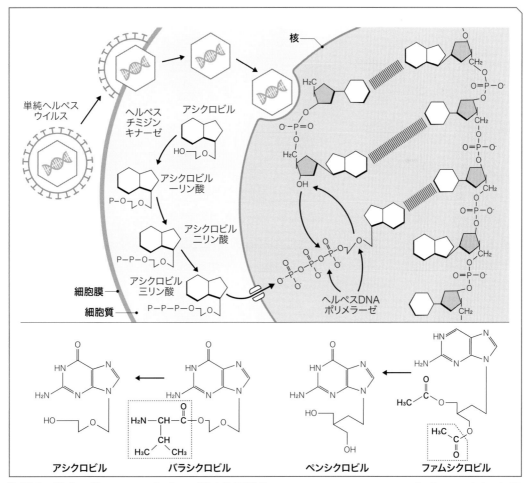

図1　従来の抗ヘルペスウイルス薬の作用機序　　　　　　　　　　　　（文献1, 2を参考に作成）

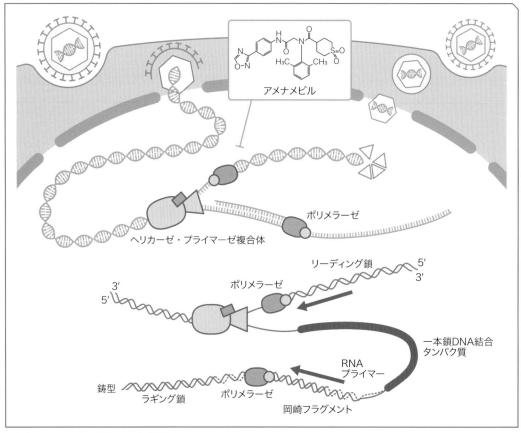

図2 アメナメビルの作用機序 （文献3を参考に作成）

が立証されている[4]．近年，ヤヌスキナーゼ（JAK）阻害薬（特にJAK2阻害薬とJAK3阻害薬）をはじめ，帯状疱疹のリスクを大幅に上昇させる薬物の台頭や，高齢社会が相まって[5]，帯状疱疹治療薬の理解は避けて通れない．

アメナメビルは，既存の抗ヘルペスウイルス薬の薬物動態学的特徴と大きく異なる．アシクロビルの絶対的バイオアベイラビリティは約20％と低いため，1日複数回の経口投与を余儀なくされる[6]．そこで，アシクロビルのバリンエステル体に改変したバラシクロビルは，消化管上皮細胞に存在するジペプチドトランスポーターに認識されることで効率的に生体内へ取り込まれ，絶対的バイオアベイラビリティが約70％まで向上した．同様に，ペンシクロビルに2つのアセチル基を付加したファムシクロビルは，絶対的バイオアベイラビリティが77％程度と吸収効率を高めた経口製剤である[7]．プリン誘導体の抗ヘルペスウイルス薬は，いずれも未変化体の尿中排泄率が70～80％程度と高いことが共通しており[8,9]，腎機能に応じた適切な減量または投与間隔の延長が求められる．特に，アシクロビルとバラシクロビルの溶解度は低いため，原尿中に結晶が析出することで腎後性急性腎障害（acute kidney injury：AKI）を惹起する．

アメナメビルの絶対的バイオアベイラビリティは検証されていないが，第Ⅰ相試験の結果から最高血中濃度は非線形動態の挙動を示す．さらに，空腹時投与により，アメナメビルの最高血中

濃度と血中濃度 - 時間曲線下面積（area under the curve：AUC）が約0.5〜0.6倍に減少するため，内服タイミングが薬効に与える影響は無視できない．また，既報から肝代謝と腎排泄の寄与を正確に見積もることは困難であるが，重度腎機能障害の患者に投与した場合はAUCが約1.80倍に増加することから，肝代謝と腎排泄がほぼ等しいことが想定される．

アメナメビルの中枢移行性は低い

　既存の抗ヘルペスウイルス薬と比較して，アメナメビルの組織移行性は大きく異なり，中枢移行性は低いといわれている．特に，単純ヘルペス髄膜炎などの病変臓器に十分なアメナメビルが到達できないと，治療効果を得ることができないため，中枢神経病変の特徴的所見である三叉神経周囲の水疱などを認める場合は，一層の注意をすべきである[10]．

アメナメビルは薬物代謝酵素CYPの基質となる！

　アメナメビルは既存の抗ヘルペスウイルス薬と異なり，薬物代謝酵素シトクロムP450（CYP）3A4により解毒されるのが最大の相違点である．さらに，アメナメビルはCYP3A4とCYP2B6の誘導作用を併せもち，数多くの薬物相互作用をきたす可能性がある．しかし，実臨床レベルでの検証はほとんど行われていないのが現状である．

> **！ 明日から意識してもらいたいポイント**
> - アメナメビルは，既存の抗ヘルペスウイルス薬とは薬理・薬物動態の特徴が大きく異なる．
> - アメナメビルはCYP3A4誘導作用をもつため，カルシニューリン阻害薬をはじめとしたCYP3A4基質との薬物相互作用に注意が必要である．

代謝酵素の誘導作用〜薬を中止してもすぐに元に戻るわけではない〜

　薬物代謝酵素は，芳香族炭化水素受容体，恒常的活性化アンドロスタン受容体，プレグナンX受容体などの核内受容体により，酵素やトランスポーターといったタンパク質の発現量が恒常的に制御されている．主たる薬物代謝酵素であるCYP分子種のなかでも，CYP2D6に限っては，これら核内受容体による調節を受けない．誘導薬が細胞内に侵入した後にプレグナンX受容体と選択的に結合すると，細胞質から核内へ移行し，さらにレチノイドX受容体とヘテロ二量体を形成する（**図3**）[11]．この二量体は，薬物代謝酵素の遺伝子発現を制御するエンハンサー領域と結合し，その結果mRNA転写ならびに翻訳を促進し，薬物代謝酵素の合成量が亢進する．この一連の薬物代謝酵素の誘導作用が発現するには，数日〜10日程度の時間を要するといわれており，誘導薬を中止・中断した後も薬物代謝酵素の合成亢進は残存する．

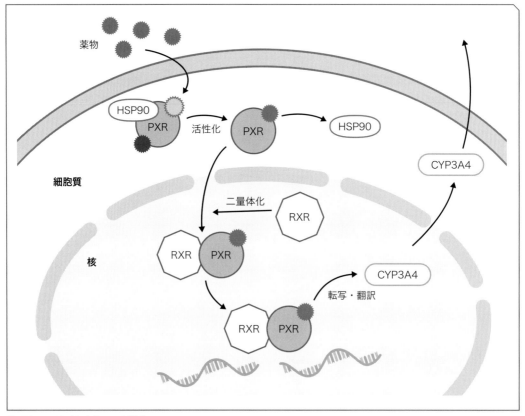

図3　代謝酵素の誘導作用　　　　　　　　　　　　　　　　　　　　　（文献11を参考に作成）

HSP90：熱ショックタンパク質90，PXR：プレグナンX受容体，RXR：レチノイドX受容体

アメナメビルとの併用に特に注意したいCYP3A4基質

　アメナメビルにはCYP3A4の誘導作用があるため，CYP3A4基質の薬物血中濃度が低下する懸念がある．しかし，アメナメビルが関連する薬物相互作用を扱った研究は少ないのが実態である．そのなかでも，CYP3A4阻害薬であるリトナビル600mg単回経口投与とケトコナゾール400mg反復経口投与により，アメナメビルのAUCがそれぞれ2.60倍と2.58倍に増加することや，強力なCYP3A4誘導薬であるリファンピシン600mgの併用により，アメナメビルのAUCが0.17倍と著しく低下することが示されている[12]．リファンピシンは，結核や非定型抗酸菌の治療レジメンに欠かせない．さらに，リファンピシンは潜在性結核感染症の予防レジメンに用いられるイソニアジドの代替薬として位置づけられている（**図4**）[13]．

　綿密な投与設計が求められるCYP3A4基質薬として，カルシニューリン阻害薬があげられる．カルシニューリン阻害薬のタクロリムスとシクロスポリンは，それぞれFKBP12とシクロフィリンと選択的に結合し，カルシニューリン活性を低下させることでNF$\kappa\beta$の脱リン酸化を阻害し，細胞性免疫に関連するサイトカインの産生を抑制する（**図5**）[14]．臓器移植や自己免疫性疾患を中心に広く使用され，T細胞を介在した免疫反応を抑制する．近年，ボクロスポリンがルー

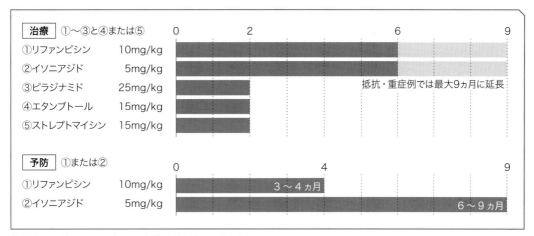

図4 リファンピシンを含む結核のプロトコール　　　（文献13を参考に作成）

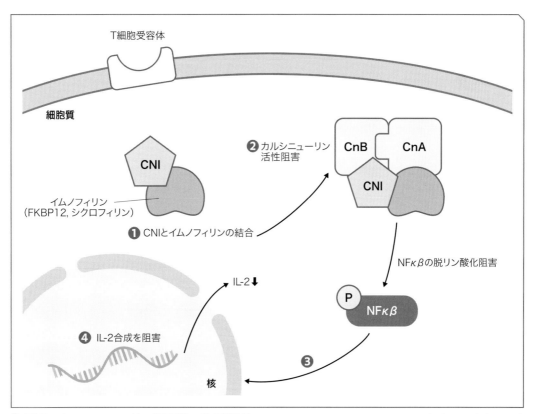

図5 カルシニューリン阻害薬の作用機序　　　（文献14を参考に作成）
CnA：触媒サブユニット，CnB：Ca^{2+}結合制御サブユニット，CNI：カルシニューリン阻害薬，IL：インターロイキン

プス腎炎の適応に対して承認され，新たにカルシニューリン阻害薬の仲間入りを果たした．いずれのカルシニューリン阻害薬もCYP3A4の基質であるため，アメナメビルと薬物相互作用を起こすことが考えられる．しかし，少なくとも低濃度域のタクロリムスやシクロスポリンであれば，アメナメビルのCYP3A4誘導による臨床的影響は乏しいことが示されている[15]．

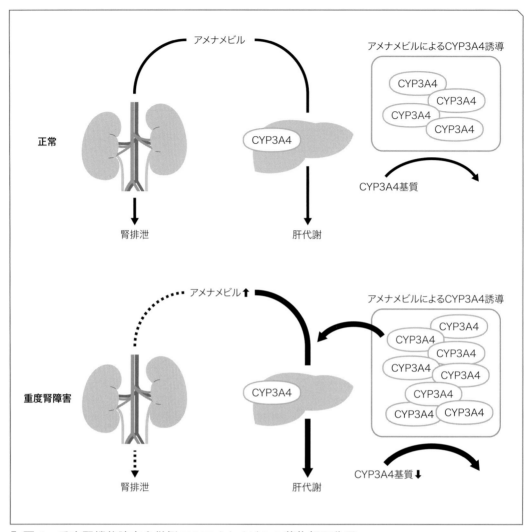

図6 重度腎機能障害合併例でのアメナメビルの薬物相互作用

　ここで，重度腎機能障害の合併例を考えてみたい（**図6**）．前述の通り，アメナメビルのAUCは重度腎機能障害において増加するため，CYP3A4基質とアメナメビルとの組み合わせが同じであっても，腎機能に応じて薬物相互作用の影響が大きく異なることが考えられる．つまり，アメナメビルの薬物相互作用リスクに備えるためには，患者の腎機能までしっかりと確認し，そのリスクの程度を個別に評価しておくことが重要になる．

❗ 明日から意識してもらいたいポイント

- 一般的に酵素・トランスポーターの誘導が関連する薬物相互作用は，発現と消失までに日数を要する．
- 同じ基質とアメナメビルの組み合わせでも，腎機能に応じて薬物相互作用リスクの程度は大きく変わる．

> **Take Home Message**
>
> ＊アメナメビルと既存の抗ヘルペスウイルス治療薬の薬理・薬物動態の違いから，適否となる症例をおさえておく．
>
> ＊アメナメビルの薬物相互作用のリスク評価が難しいが，既報の内容と腎機能によるリスク増加に警戒を要する．

引用文献

1. Balfour HH Jr.:N Engl J Med. 340:1255-1268, 1999.
2. Coen DM, et al:Nat Rev Drug Discov. 2:278-88, 2003.
3. James SH, et al:Clin Pharmacol Ther. 97:66-78, 2015.
4. Kawashima M, et al:Dermatol. 44:1219-1227, 2017.
5. Sunzini F, et al:Ther Adv Musculoskelet Dis. 12:1759720X20936059, 2020.
6. Steingrimsdottir H, et al:Antimicrob Agents Chemother. 44:207-209, 2000.
7. Pue MA, et al:Antiviral Chemistry and Chemotherapy. 4(suppl1):47-55, 1993.
8. Blum MR, et al:Am J Med. 73:186-192, 1982.
9. Gill KS, et al:Clin Pharmacokinet. 31:1-8, 1996.
10. Itoh K, et al:Intern Med. 61:2809-2811, 2022.
11. Urquhart BL, et al:J Clin Pharmacol. 47:566-578, 2007.
12. Kusawake T, et al:Adv Ther. 34:2466-2480, 2017.
13. 日本結核病学会治療委員会:結核．93：61-68，2018．
14. Ume AC, et al:Am J Physiol Renal Physiol. 320:F336-F341, 2020.
15. Hirai T, et al:BPB Reports. 6:133-135, 2023.

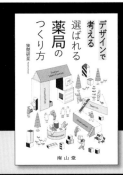
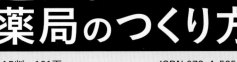

薬剤師の 1,2,3,4！(ヒフみよ)
大井教授の 皮膚×くすり 講座

5時限目 **病態学** 皮膚バリア機能の喪失によって引き起こされる疾患

大井一弥
鈴鹿医療科学大学薬学部 教授

今回のレジュメ

・皮膚バリア機能の低下には，フィラグリンの減少と皮膚pHの上昇が関与している．
・アトピー性皮膚炎は，複雑な表皮内カスケードによって成立しているため，皮膚バリア機能を低下させない外用療法を根気よく続ける必要がある．
・蜂窩織炎は皮膚感染症であり，健常なヒトであっても皮膚の傷口から侵入した細菌によって発症する可能性がある．

1 皮膚バリア機能

「皮膚バリア機能が正常である」とは，表皮の生理機能に問題がなく，角層水分保持能力が正常に維持されており，皮膚表面の潤いが保たれている状態をいう．皮膚の最外層に位置する**角層**は，つねに外界の細菌やウイルス，抗原物質などからの刺激を受けているが，それらを身体の外から表皮の内側に侵入させない防御機能をもっている．さらには，角層水分量を維持する機能をあわせもち，表皮の内側から身体の外へ水分を過剰に喪失しないように働いている．つまり，皮膚バリア機能が健常であれば保湿機能には問題はない．その場合，皮膚のかさつきやかゆみ，炎症などが出現することはほとんどないと考えてよい．

❶ 皮膚のバリア機能とpH

さて，この皮膚バリア機能を維持している表皮を構成するのは，ほとんどが表皮角化細胞である**ケラチノサイト**である．ケラチノサイトは，表皮の最下層から分裂したのちに上（身体の外側）へと順繰りに移動しながら分化し，最終的に死細胞である核をもたない角層細胞として層状に配列するようになる（**図1A**）．また角層は体外と接するため潤いを保持するしくみが必要であるが，それには，表皮中の水分と結合する**天然保湿因子**（フィラグリン

由来のアミノ酸)が重要な役割を担っている.

フィラグリンとは,皮膚バリア機能に必須な角層タンパク質である.また,角質細胞の中に存在する**ケラチン線維**(細胞骨格として細胞の形状を維持するはたらきをもつ線維)を束ねるような役割がある(図1**B**).近年,このフィラグリンが角層バリアの維持に重要であることがわかってきている.フィラグリンはケラチノサイトが産生するタンパク質であり,保湿効果や角層表面のpH維持に欠かせない成分である.**アトピー性皮膚炎**患者では,フィラグリン遺伝子が変異し,発現量が減少しているために,皮膚バリア機能低下を招いているとされている.さらに皮膚pHは,一般的に健常な皮膚なら弱酸性であるが,pHが上昇すると(アルカリ性に偏ると)皮膚常在菌が減少し細菌に感染しやすくなるため,日常的な石鹸の使用時などでも,擦り過ぎによるpH変動を引き起こさせないように留意する必要がある.

❷ 皮膚pHの変化と感染・炎症

さて,皮膚常在菌は皮脂を分解・代謝することで脂肪酸や乳酸などを産生し,その結果,皮膚は弱酸性に保たれている.皮膚状態が悪化しそのバランスが乱れると,皮膚pHがアルカリ性側に傾き,病原性が高い黄色ブドウ球菌などが繁殖する原因になる.

前述のとおり,皮膚pHは健常皮膚において弱酸性を示すが,石鹸の多用などでpHの恒常性が乱され角層が乱雑化すると,さらにpHの緩衝性が弱くなる.したがって,皮膚の状態が悪化すると,皮膚細菌叢がアルカリ性側で固定され,細菌が繁殖しやすくなり,炎症も惹起され,感染やアレルギー性の疾患などによる症状が増悪していくことになる.

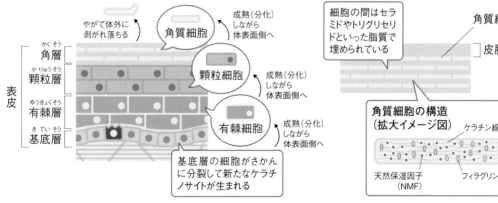

図1 ケラチノサイトの成熟と角層の構造

また，pHの上昇によってタンパク質を分解する酵素のひとつであるセリンプロテアーゼが活性化され，ケラチノサイトから**胸腺間質性リンパ球新生因子（TSLP）**の産生が増強される．TSLPが産生されると，アレルギー性疾患との関わりも示唆されるTh2細胞が多く誘導されるため，**IL-4（インターロイキン4）**などのサイトカインの産生も亢進し，アレルギー反応が惹起され，かゆみの増強や皮膚の肥厚，さらに皮膚バリア機能低下をもたらすと考えられている（図2）．

2 アトピー性皮膚炎

アトピー性皮膚炎とは，皮膚バリア機能の低下がみられ，左右対称性の分布を示す皮膚領域では代表的な湿疹性疾患である．国内の患者数は50万人を超えていると推計され，乳幼児・小児だけでなく，成人が発症することもある．なお発症部位は，全身性に及ぶ場合や，衣服で覆えるような限局的な場合など，患者によってさまざまである．典型的な症状は，皮膚の異常なかさつきと強烈なかゆみで，とくにかゆみに対しては掻把行為が強く出現することが多いために傷ができてしまい，出血も珍しくない．また，その結果，睡眠不足や集中力低下などQOL低下に至ることも多い．

このようにアトピー性皮膚炎は，皮膚生理

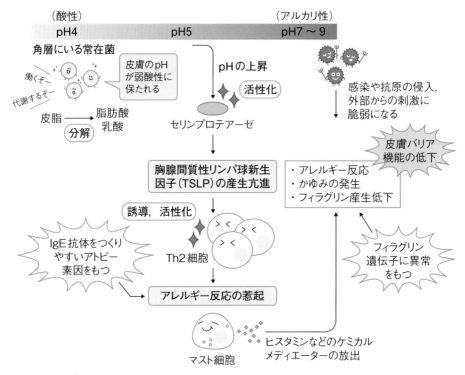

図2　アトピー素因による表皮内分子カスケード

的な異常を伴い，特異的なアレルギー反応および非特異的な刺激反応が関与して発症する．慢性的に経過する炎症とかゆみを主な病態とし，患者の多くは**アトピー素因**をもつ．アトピー素因とは，家族歴・既往歴（気管支喘息，アレルギー性鼻炎，結膜炎，アトピー性皮膚炎のうちいずれか，あるいは複数の疾患）があること，またはIgE抗体を産生しやすいことをいう．アトピー性皮膚炎は，病変部にT細胞や好酸球などの白血球浸潤がみられ，免疫細胞の関与が示唆されるほか，ストレスや環境要因などが複雑に絡み合って発症すると考えられている．

ヘルパーT細胞のひとつであるTh1細胞は主に，サイトカインであるIFN-γ（インターフェロンガンマ）やIL-2（インターロイキン2）を分泌し，ウイルスなどの感染や腫瘍細胞への免疫応答に関与する．一方で**Th2細胞**はIL-4，IL-13などを分泌し，マスト細胞の活性化によるアレルギー反応に関与している．Th2細胞からのサイトカイン産生増強とは，IL-4，IL-13，IL-31などが分泌されることを指す．これらインターロイキンは，フィラグリンの産生低下に関与するため，アレルギー反応とともに皮膚バリア機能低下が発現することになる（**図2**）．

3 アトピー性皮膚炎の治療

これまでは，アトピー性皮膚炎を寛解または完治させることは容易ではなかったが，生物学的製剤の登場によって症状の軽快に期待がもてる状況になってきた．しかしながら治療の原則として，これまでと同様に，生活環境の整備，スキンケア，薬物療法を適切に組み合わせていくことが重要である．

❶ 副腎皮質ステロイド薬（外用剤）

副腎皮質ステロイド薬の外用剤（以下，ステロイド外用剤とよぶ）は，抗炎症作用を目的として使用する．抗炎症作用の強さの順にランク付けされ，分類されており，重症度や使用部位によって使い分ける（**表**）．また，乳幼児・小児に対しては，原則として成人に使用する場合より1ランク低いものを使用するほか，顔面に使用する際は吸収率を考慮し，原則としてミディアムクラス以下のものを使用する．加えて，外用剤による治療では十分な量を使用することが重要であり，第2指（人さし指）の先端から第1関節部にチューブから絞り出した量（約0.5g）が，成人の体表面積のおよそ2％（成人の手で2枚分）に対する適量と言われている．

ステロイド外用剤では大きな効果を期待できる一方で，皮膚の菲薄化や，血管壁の脆弱化などの使用部位で生じる副作用，さらには全身性の副作用（易感染性，骨密度低減，糖尿病など）が患者の不安材料となる．それらによる忌避感を十分に払拭できていなければ，アドヒアランス低下につながると予想される．なお，日常的処方におけるステロイド外用剤の用量では，骨粗鬆症のような副作用は起こりにくいと考えられている．しかし，患者の「ステロイドは怖い」という印象は根強く，そのため塗布や服用の自己中断や自己

表 ステロイド外用剤の強さの分類

強さ	薬剤例(一般名)	成人での使用めやす
ストロンゲスト（I群）	0.05%クロベタゾールプロピオン酸エステル, 0.05%ジフロラゾン酢酸エステル など	very strongでも十分な効果が得られない場合に部位限定的に使う
ベリーストロング（II群）	0.1%モメタゾンフランカルボン酸エステル, 0.05%ベタメタゾン酪酸エステルプロピオン酸エステル など	重症，難治性
ストロング（III群）	0.1%デキサメタゾンプロピオン酸エステル, 0.12%ベタメタゾン吉草酸エステル など	中等症～重症
ミディアム（IV群）	0.1%トリアムシノロンアセトニド, 0.1%アルクロメタゾンプロピオン酸エステル など	軽症～中等症
ウィーク（V群）	0.5%プレドニゾロン	軽症

日本皮膚科学会・日本アレルギー学会「アトピー性皮膚炎診療ガイドライン2024」を参考に作成した．

調節を行っている例がかなり多いといわれている．ステロイド治療を成功させるには，服薬遵守が必要不可欠である．

さらに，ステロイド外用剤の使用方法としては，症状の増悪がなければステロイド外用剤のランクを下げていき，再燃がないことを確認しながら漸減していく調整が重要である．表面上では皮膚の赤みや異常が消えたように見えても，角層直下に炎症が残存している可能性もあり，自己判断によって塗布を止めないよう患者への説明に添えることも重要である．

臨床研究のネライ

アトピー性皮膚炎はよく知られた疾患であるにもかかわらず，これだけ多くの患者が未だ悩まされている理由のひとつに，アドヒアランスの不良があげられる．なかなか治癒に至らない・症状の改善が得られない要因として，ステロイド外用剤や保湿剤の使用を適正に遵守できていない場合が非常に多いとわかっている．治療のねらいやゴールを患者と適切に共有するためにも，客観的な重症度評価や自覚症状の聞き取りのみではなく，皮膚・表皮の生理やアトピー性皮膚炎の病理についての患者の理解度も，改めて調査してみてはいかがだろうか？

❷ タクロリムス軟膏

タクロリムス軟膏は，ステロイド外用剤では十分な治療効果が得られない症例に高い有効性が期待できる．本剤は塗布部分によって，一過性の灼熱感やほてり感などの皮膚刺激症状が現れる特徴があるが，塗布をくり返すと，それらの症状は通常は消失していくとされている．新たに使用を始める患者には，事前に詳しく説明しておくのがよいだろう．また，タクロリムス軟膏は顔面や頸部の症状にはきわめて有効であり，ステロイド外用剤による局所性副作用（ざ瘡，潮紅，皮膚の菲薄化など）が認められる部位などにも有用である．

過去に，タクロリムス軟膏の使用によってリンパ腫のリスクが高まると報道されたこともあるが，3年以上の長期使用の結果による

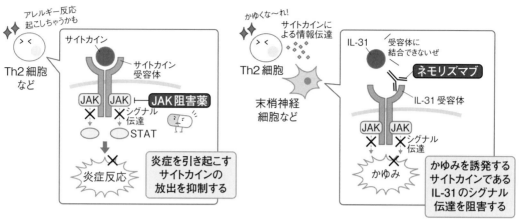

図3　アトピー性皮膚炎の新規機序治療薬のはたらき

と，重篤な全身性の有害事象はなく，安全性に大きな問題はないものと考えられている．

❸ JAK阻害薬・生物学的製剤

　JAK阻害薬であるデルゴシチニブ軟膏やアブロシチニブ錠は，JAK（ヤヌスキナーゼ）の活性を阻害するはたらきをもち，炎症を引き起こすサイトカインを介した細胞内シグナル伝達を阻害する（図3A）．これによる炎症の抑制効果やかゆみの軽減効果が劇的である．加えて，従来のステロイド外用剤による長期的使用による副作用が懸念される場合，これら薬剤の有用性は非常に高いと考えられる．

　さらに，生物学的製剤として，ネモリズマブ注射剤（皮下注）も登場した．これはヒト化抗ヒトIL-31受容体Aモノクローナル抗体薬であり，かゆみに関与するIL-31受容体に結合し，かゆみのシグナルが中枢に伝達されるのを抑制する作用をもつ（図3B）．

　このようにアトピー性皮膚炎の治療は変化を遂げ，寛解が期待できる時代になっているだけでなく，薬剤が増えたために治療薬選択がよりいっそう重要になってきている．

4　蜂窩織炎

　蜂窩織炎は，傷口から侵入した細菌の感染により，真皮から皮下組織にかけて炎症が生じ発症する化膿性炎症性疾患である（図4）．症状は発赤・腫脹とともに圧痛が顕著であり，高熱になることもある．さらに重篤な場合は，歩行困難になることもある．

　蜂窩織炎の初期症状は，患部の激痛と発熱を特徴とする．また皮膚は紅斑と浮腫が起こり，その後に紫斑状となる．そのままだと皮膚軟部組織の壊死が進行していくが，その際に血圧低下によるショック状態を呈することもある．さらに進行が抑制できないと全身性

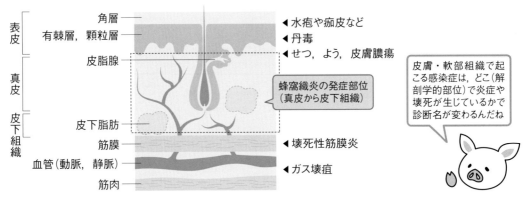

図4 蜂窩織炎の発症部位

に凝固系の異常などを発症し，多臓器不全に至る可能性もある．

蜂窩織炎よりもさらに病巣が深い**壊死性筋膜炎**の場合は，皮膚下層と隣接する皮下組織や筋肉で感染症を発症する（**図4**）．症状は圧痛や発熱であるが，全身性にショックや血液凝固系の異常を呈することもあり，皮膚・軟部感染症のなかで最も予後が悪い．

❶ 蜂窩織炎の原因・背景

起因菌は，黄色ブドウ球菌またはA群β溶血性レンサ球菌であるが，大腸菌なども要因となりやすい．一般的には，皮膚の傷や皮膚バリア機能の低下によって発症するとされているが，皮膚障害がみられなくても，**糖尿病**や**膠原病**など免疫機能を低下させると考えられる疾患を有する場合には発症するおそれがある．免疫不全症例では，グラム陰性桿菌や真菌なども起因菌となり，非定型的な臨床像になる．加えて，下肢に浮腫を頻発する症例は，重篤化のリスクが高い．

❷ 蜂窩織炎の治療

治療ではセファゾリンなどの**セフェム系抗菌薬**が第一選択となるが，全身性に重篤化するような症例や免疫疾患などの基礎疾患を有する場合は，メロペネムなどの**カルバペネム系抗菌薬**を使用する．併存する皮膚バリア機能低下や下肢の浮腫なども治療を継続すると蜂窩織炎に対する治療効果の上昇とともに軽快が期待できる．したがって，日ごろから皮膚を清潔に保つよう心がけることが重要であり，潤いのある皮膚を維持するためにヘパリン類似物質などの保湿剤を常時積極的に使用することが望ましい．皮膚の傷や加齢によって皮膚の脆弱性が増している場合には，とくに皮膚の保湿を意識する必要がある．

Review Exercise

問 アトピー性皮膚炎の病態と治療に関する記述として，正しいのはどれか．2つ選べ．

1. 皮膚のバリア機能が亢進している．
2. 皮膚の苔癬化は，乳幼児期よりも成人期に顕著にみられる．
3. 血液検査では，血清総IgE値の上昇が認められる．
4. 治療の基本は，抗ヒスタミン外用剤による炎症の抑制である．
5. タクロリムス軟膏は，潰瘍やびらんを形成した皮膚部位に適用される．

（108回薬剤師国家試験第・問192より一部改変）

答え／2, 3

解説 ≫ 1：誤（アトピー性皮膚炎の原因には，非免疫学的要因としては皮膚のバリア機能低下などがあげられる），2：正，3：正，4：誤（薬物療法は，炎症には主として副腎皮質ステロイド薬の外用療法を行い，必要に応じて抗ヒスタミン薬などの抗アレルギー薬を使用する），5：誤（タクロリムス水和物軟膏は，潰瘍や明らかに局面を形成しているびらんがみられる皮膚に塗布すると吸収が高まるため，びらんや潰瘍を呈している皮膚には塗布できない）

● Key Takeaways 今回は皮膚疾患で最も多いアトピー性皮膚炎を中心に取り上げてみた．皮膚は全身を覆う最大の臓器であり，環境因子などから身体を防御している．皮膚バリア機能が低下するとアレルギー疾患につながるだけでなく，感染症をも引き起こしてしまうので，日常的に皮膚の状態を見ること，そしてスキンケアを怠らないことは非常に重要である．

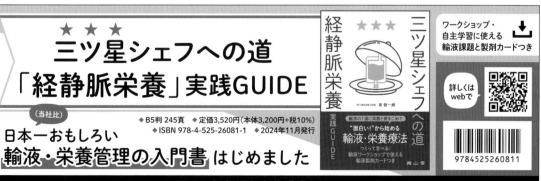

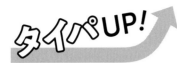

誰も教えてくれなかった 臨床業務の段取りお手本ファイル

編集幹事 明石医療センター 薬剤科 寺沢匡史

File 02

緊急入院時の腎機能評価に基づく持参薬評価

社会医療法人寿楽会 大野記念病院 薬剤部 部長 浦田元樹

段取りサマリ 持参薬鑑別から記録までの流れ

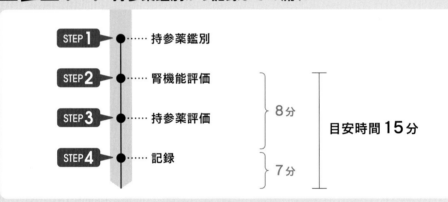

STEP 1 持参薬鑑別
STEP 2 腎機能評価
STEP 3 持参薬評価
STEP 4 記録

8分 + 7分 = 目安時間15分

皆さんはどのようなタイミングで処方の腎機能評価を実施していますか？ 処方箋をみて調剤するときでしょうか，病棟業務のなかでカルテをみて処方内容をチェックするときでしょうか．適切に薬剤師が薬物療法に関わるためには，処方内容の評価（腎機能評価）は持参薬鑑別の時点から始まっているのです．今回は腎臓病薬物療法のプロフェッショナル，大野記念病院薬剤部 浦田元樹先生に緊急入院患者の症例から持参薬の腎機能評価のポイントやその評価をどのように記録に反映させるかまでの段取りをご紹介いただきます．

編集幹事

I 入院時の腎機能評価と持参薬評価の進め方

入院患者に初めに行う病棟薬剤業務の一つに，持参薬鑑別から持参薬の継続可否を判断するための持参薬評価があります．手術などの予定入院ならば，入院前に服用薬を確認し，入院中の持参薬の継続を事前に評価している施設もあるでしょう．予定入院では，病態の

変化が少ないため,外来の用法・用量のとおり継続できることも多いと思います.しかしながら,緊急入院では,病態の変化が大きく,常用薬をそのまま継続するか慎重な判断が求められます.特に,薬物動態に関係する腎機能評価は,持参薬評価の重要な要素になります.今回は,緊急入院を想定し,持参薬鑑別から腎機能評価に基づく持参薬評価の段取りを紹介します.

まず,持参薬鑑別は服用薬の種類や持参される量は千差万別なため,目安時間の設定は困難です.持参薬鑑別に補助者を活用する施設がありますので,時短には薬学的知識よりも整理能力や計算力などが求められるかもしれません.持参薬鑑別に時間を要する場合があり,腎機能評価に基づく持参薬評価は可能な限り時短したいと考えています.根拠はありませんが8分を目安にしました.薬学的知識やセンスに磨きをかければ,ますます時短は可能です.

最後は記録です.持参薬鑑別後に初回面談へ移りますが,当直帯など持参薬評価だけでいったん終わる場合にも記録は必須です.記録は,本連載1回目の初回面談を踏襲して7分を目安にしました.持参薬鑑別後から,総じて15分で業務を終了したいところです.

II わたしの段取りポイント

STEP 1 持参薬鑑別

- ☑ 処方歴,お薬手帳,薬剤情報提供書,診療情報提供書などから情報を収集する
- ☑ 患者の服薬状況(コンプライアンス,服薬理解度,服薬支援の必要度,嚥下機能など)を推察する

多彩な持参薬の鑑別を時短するポイントは正直ありません.自院の通院患者は処方歴から,他院の患者はお薬手帳や薬剤情報提供書,診療情報提供書などから可能な限り正確な情報収集に努めます.

持参薬鑑別では患者の服薬状況を探るのが大切だと考えます.処方日からの残数でコンプライアンスが推察できるだけではありません.ピルケースへの仕分けは一見すると適切な管理ですが,指示を逸脱した自己都合の服薬(例えば,食前薬を食後に)に陥っている事例もあります.介助者による服薬支援や粉砕調剤から嚥下機能なども透けて見えます.服薬上の問題が,入院の誘因である事例や入院中に問題を誘発する事例(例えば,看護師管理になりコンプライアンスが改善し過量投与になる)があるため,持参薬鑑別の軽視はできません.

STEP 2 腎機能評価

- ☑ 腎機能は「点」ではなく,前後の変化を推察して「線」で評価する
- ☑ 入院前の検査歴,慢性腎臓病(CKD)シール,処方薬などからCKDを推察する
- ☑ 感染症や脱水などから入院時の急性腎障害を疑い,入院中の腎機能推移を観察する
- ☑ 血清クレアチニンを用いた腎機能評価の注意点を理解する

入院時の腎機能は,主に血清クレアチニン

から算出する推算糸球体ろ過量（eGFR）などで評価します．推算値はあたかも真にみえますが，腎機能は入院時の1点だけでなく，入院前および入院中の変化を推察して線で評価することが肝要です．CKDによる腎機能低下ならば，入院時の1点はおおむね真であり，入院中の大きな変化もないでしょう．

　CKDの判断には，可能なら入院前の検査歴を確認します．CKDを示すCKDシールがお薬手帳に貼付される地域もあります．また，レニン-アンジオテンシン系（RAS）阻害薬，SGLT2阻害薬，フィネレノン，球形吸着炭，カリウム吸着薬，HIF-PH阻害薬，リン吸収阻害薬などは，CKDをうかがわせる処方薬です．CKD患者に処方されやすい薬剤を日頃から学習していれば，評価の時短につながります．

　緊急入院では，CKDの有無に関わらず，感染症や脱水などから急性腎障害の事例もあります．脱水は血中尿素窒素（BUN）/クレアチニン比などの検査値や入院前の食事量・飲水量などの情報から総合的に判断します．ただし，血清クレアチニンは急性腎障害を鋭敏に捉えられないため，感染症の発症早期などでは推算値よりも腎機能が低下している可能性に留意しなければなりません．なお，急性腎障害は輸液などにより基本的に腎機能は回復しますが，CKD患者では急性腎障害を機に発症前の腎機能より悪化することもあります．さらに，腎機能以外に血清クレアチニンを変動させる主な要因（**表1**）を理解していれば，評価の時短につながります．

STEP 3　持参薬評価

- ☑ 評価した腎機能に基づき，リスク・ベネフィットを勘案して持参薬の減量や中止を評価する
- ☑ 腎機能低下時に注意が必要なハイリスク薬を理解する
- ☑ 急性腎障害を疑う事例では，持参薬による薬剤性腎障害を評価する

　評価した腎機能に基づき持参薬の減量や中止を評価します．一過性の腎機能低下のため入院中の回復を見越し，あえて減量しないという評価もあります．採用薬と異なり，数多

表1　腎機能以外に血清クレアチニン（SCr）を変動させる主な要因

事象	要因
SCr上昇	・クレアチニンの尿細管分泌の阻害薬 　アベマシクリブ，イマチニブ，エヌトレクチニブ，オラパリブ，カボザンチニブ，クリゾチニブ，セルペルカチニブ，テポチニブ，パルボシクリブ，バンデタニブ，ペミガチニブ，トリメトプリム，コビシスタット，ドルテグラビル，リルピビリン，アミオダロン，シメチジン，ニザチジンなど ・加熱した赤身肉や魚の摂取直後 ・クレアチンサプリメントの摂取 ・定期的な運動習慣
SCr低下	・慢性的な食事摂取量の低下　　・下肢切断患者 ・ベジタリアン　　・妊娠 ・フレイル，サルコペニア，長期臥床　　・肝硬変 ・筋ジストロフィーなどの筋委縮性疾患　　・甲状腺機能亢進症

あるなかから持参される薬剤の腎機能に応じた減量や中止の必要性を記憶にとどめることは非現実的です．書籍から手あたり次第に検索するのも一つですが，糖尿病用薬や抗不整脈薬などのハイリスク薬のなかで腎機能低下時に注意が必要な薬剤を日頃より理解していれば，評価の時短につながります．また，日本腎臓病薬物療法学会が公開している「腎機能低下時に最も注意が必要な薬剤投与量一覧」[1]から，腎機能低下患者のハイリスク薬を日頃より学習することも一つです．なお，これら薬剤の過量投与が入院の誘因になっている事例もあるため，過量投与時の症状とあわせた理解が必要です（**表2**）．

急性腎障害を疑う事例では，持参薬による薬剤性腎障害を評価します．RAS阻害薬，NSAIDs，利尿薬，活性型ビタミンD製剤（高カルシウム血症による）は，脱水などの虚血による腎障害を助長します．SGLT2阻害薬は，シックデイでは腎障害を助長する可能性があります．ほかにも，抗菌薬や抗ウイルス薬などが薬剤性腎障害の被疑薬になりやすいです（**表3**）[2]．

STEP 4 記録

☑ 入院時の腎機能に応じて減量や中止した医薬品の評価や今後の確認事項は明確に記載する

詳細は，本連載第1回（本誌2025年4月号）を参照してください．当直帯など持参薬評価だけで終了した場合には，担当者の継続的な介入のために，特に入院時の腎機能に応じて減量や中止した医薬品について明確に記録することが大切です．

III 事例紹介

入院までの経緯

3日前の転倒後より，足の付け根の痛みが持続していた．本日になって，立ち上がることが困難になり，夜間に救急搬送された．また，疼痛と移動の負担によりこの間の食事量や飲水量は日頃より少なくなっていた．

表2 腎排泄型薬物の過量投与による副作用の例

薬剤	代表的な副作用（症状）
スルピリド	錐体外路症状，アカシジア（手足が震える，じっとしていられない）
パリペリドン	錐体外路症状，遅発性ジスキネジア（口をもぐもぐさせる）
ジスチグミン	コリン作動性クリーゼ（下痢，腹痛，流涎，発汗など）
ファモチジン	せん妄（ぼーっとする，つじつまがあわない，昼夜逆転など）
ジソピラミド	抗コリン作用（口渇，複視，尿閉など）
酸化マグネシウム	高マグネシウム血症（悪心・嘔吐，傾眠，倦怠感など）
オセルタミビル，アシクロビル	精神・神経症状（意識障害，幻覚，傾眠，浮動性めまい，痙攣など）

表3 発症機序による薬剤性腎障害の分類と主な原因薬剤

発症機序	病態	主な薬剤
アレルギー・免疫学的機序	急性尿細管間質性腎炎	抗菌薬, H_2受容体拮抗薬, NSAIDsなど多数
中毒性	急性尿細管壊死, 尿細管萎縮	アミノグリコシド系抗菌薬, 白金製剤, ヨード造影剤, バンコマイシンなど
間接毒性	腎血流量の低下に併発する急性尿細管障害	NSAIDs, RAS阻害薬
	横紋筋融解症による尿細管障害(尿細管壊死)	各種向精神薬, スタチン, フィブラート系薬
	高カルシウム血症による浸透圧利尿	ビタミンD製剤, カルシウム製剤
	慢性低カリウム血症による尿細管障害	利尿薬, 下剤
尿路閉塞性	結晶形成による尿細管閉塞	溶解度の低い抗ウイルス薬, 抗菌薬の一部, トピラマート

(文献2より改変)

患者情報

83歳　男性
身長：162cm　体重：54kg
Alb：3.4g/dL, BUN：75mg/dL,
SCr：7.9mg/dL, eGFR：6mL/分/1.73m^2
AST：20U/L, ALT：5U/L, BS：82mg/dL,
Ca：12.5mg/dL

持参薬

グリメピリド錠1mg
　　　　　　1回1錠　1日1回　朝食後
エルデカルシトールカプセル0.75μg
　　　　　　1回1Cp　1日1回　朝食後
トリアゾラム錠0.25mg
　　　　　　1回1錠　1日1回　ねる前
エチゾラム錠1mg
　　　　　　1回1錠　1日1回　ねる前
シロドシン錠2mg
　　　　　　1回1錠　1日2回　朝夕食後
レボドパ・ベンセラジド配合錠
　　　1回朝2錠, 夕1錠　1日2回　朝夕食後

ロキソプロフェン錠60mg
　　　　　　1回1錠　1日2回　朝夕食後
レバミピド錠100mg
　　　　　　1回1錠　1日2回　朝夕食後

評価から記録までの経過

　今回の事例は夜間に救急搬送されたため, 初回面談はできませんでした. 持参薬鑑別のあと, 腎機能評価に基づき持参薬の継続可否を評価し, 処方提案をしました. 自院の通院患者ではないため, 詳細な情報はなく, お薬手帳と実薬から持参薬鑑別を行いました. 施設入所中であり, 施設職員により常用薬は管理されていたため, コンプライアンスは良好でした.

　入院時のeGFRは, 6mL/分/1.73m^2と末期腎不全に相当するものでした. 活性代謝物が腎排泄されるため, 重篤な腎機能障害の患者では禁忌であるグリメピリドの中止を提案しました. 今のところ明らかな低血糖症状はありませんでしたが, 腎機能低下時には遷延性

の低血糖リスクが高いため，継続した血糖値の観察が必要であり，しばらくはインスリンスケールでの血糖管理を提案しました．また，入院中の腎機能の推移により，経口血糖降下薬の選択を病棟担当者に申し送りました．

　明らかに禁忌なグリメピリド錠の処方は信じがたいので，急性腎障害を疑いました．BUN/クレアチニン比や入院前の食事量や飲水量から脱水がうかがえました．加えて，NSAIDsであるロキソプロフェンと補正カルシウムが13.1mg/dLのためエルデカルシトールによる高カルシウム血症が腎障害を助長したと考え，両剤の中止を提案しました(レバミピドも)．また，疼痛管理にはアセトアミノフェン(肝機能に問題ないため)を，高カルシウム血症の是正にはエルカトニンを提案しました．輸液はすでに開始されていました．そして，入院中の血清カルシウムの観察，鎮痛効果，骨粗鬆症治療薬の選択を病棟担当者に申し送りました．

記録例

S：なし

O：大腿骨頸部骨折にて緊急入院．直近の食事量や飲水量は低下気味．
持参薬：カルテ参照
処方薬：カルテ参照
BUN：75mg/dL，SCr：7.9mg/dL，eGFR：6mL/min/1.73m^2，AST：20U/L，ALT：5U/L，BS：82mg/dL，補正Ca：13.1mg/dL

A：施設職員の管理により，入院前のコンプライアンスは良好．
腎機能からグリメピリドは禁忌相当にて中止提案．
低血糖症状はないが，血糖値は低めであり，遷延性の低血糖リスクを考慮し，インスリンスケールでの血糖管理を提案．
BUN/Cr，食事量や飲水量から脱水による急性腎障害の可能性あり，輸液は開始されている．
ロキソプロフェンと高カルシウム血症ありエルデカルシトールが，急性腎障害を助長した可能性あり，両剤の中止提案(レバミピドも)．
疼痛管理には，アセトアミノフェン500mg×3/日を提案(肝機能は問題なし)．
高カルシウム血症には，エルカトニン40S×2/日を提案．

P：グリメピリドは中止，インスリンスケールが開始になった．
ロキソプロフェン，レバミピド，エルデカルシトールは中止になった．
アセトアミノフェン500mg×3/日，エルカトニン40S×2/日が開始になった．
腎機能，血糖値，血清カルシウムを観察する．
疼痛状況を確認し，鎮痛薬を評価する．
入院の経緯を踏まえ，状態安定後に経口血糖降下薬および骨粗鬆症治療薬の選択を提案する．

Ⅳ 段取りのお手本

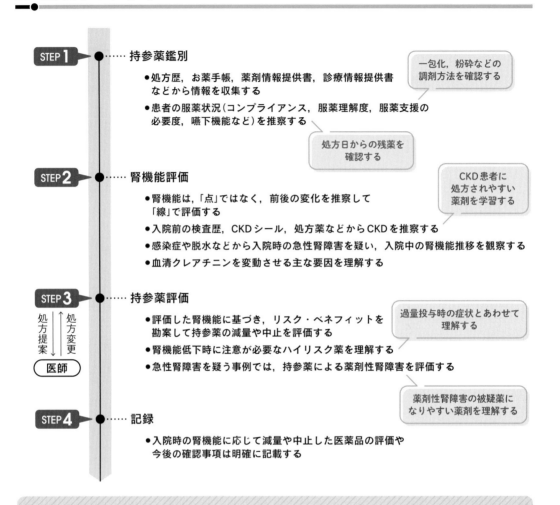

今回は「薬剤師」が持参薬鑑別をする意味を考えさせられました．薬剤師が持参薬を鑑別し，電子カルテに入力する場合，間違いなく正しく入力するだけでよいのでしょうか？持参薬鑑別をしながら処方内容の評価（腎機能評価）を行えば当然「タイパUP！」につながります．夜勤中などの時間外の持参薬鑑別に関しては賛否両論があると思いますが，「事務員」ではなく「薬剤師」が持参薬鑑別を行う醍醐味をみたような気がします．皆さんも持参薬鑑別時から処方内容の評価（腎機能評価）を意識してみてはどうでしょうか．　編集幹事

引用文献

1) 日本腎臓病薬物療法学会：腎機能低下時に最も注意が必要な薬剤投与量一覧. Ava：lable at：https://www.jsnp.org/ckd/yakuzaitoyoryo.php（閲覧日：2025年1月）
2) 薬剤性腎障害の診療ガイドライン作成委員会：日腎会誌, 58：477-555, 2016.

がん研有明病院薬剤部の ABCセミナーの 楽屋話

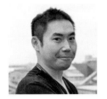

胃がんの薬物療法

青山 剛
（がん研有明病院 薬剤部 チーフ）

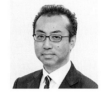

がん治療の薬薬連携・トレーシングレポート

清水 久範
（がん研有明病院 薬剤部 副部長）

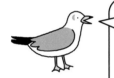

連載第8回では、「胃がんの薬物療法」と「がん治療における薬薬連携・トレーシングレポート」のテーマについて、青山先生と清水先生にお話を伺いました。東京都がん薬物療法協議会が主導する、薬薬連携の効率化と質向上のための仕掛け、そして胃がんの症状とダンピング症候群、副作用の見極めなどについて、現場の第一線で活躍されている先生方の視点からご解説いただきます。

◆ 薬薬連携の共通したコンセプトを提示する

── 薬薬連携とトレーシングレポートのテーマでは、どのようなお話をされる予定ですか？

清水先生 薬薬連携の要点は、患者さんの自宅時における安全管理のために、保険薬局からトレーシングレポートで患者情報を病院に還元し、次回の診療にプラスアルファとなる情報を医師に届けることです。ABCセミナーそのものの発端として、そのような気運を醸成させるということが目的の一つとしてあるので、薬薬連携の話は根底としてABCセミナーと切っても切り離せない内容です。3年

目となる2025年度のABCセミナーでは、薬薬連携の一側面として、検査値などもテーマとして取り上げられています。

そもそも東京都には多くの病院が点在しているので、トレーシングレポートや薬薬連携は各病院の門前薬局の取り組みによっても左右されます。そのなかで、病院個々の考え方で薬薬連携を進めるのではなく、同じような視点をもち、同じようなツールを用いて、同じように評価をするという薬薬連携のコンセプトを、われわれがん研究会有明病院（以下、当院）は提示したいと考えています。当院薬剤部長の山口正和先生は、東京都がん診療連携協議会研修部会薬剤師小委員会の委員長として、がん拠点病院における薬剤師の教育研

修を取りまとめています．過去の取り組みを鑑みて，同委員会，東京都病院薬剤師会，東京都病院薬剤師会の三団体が，それぞれ独立している薬薬連携の方法論をまとめることを目的として，2022年に三団体合同の東京都がん薬物療法協議会を立ち上げました．

本協議会では，三団体がそれぞれもち回りで主管となって年3回の研修会を開催しています．基調講演と特別講演に加えて，病院薬剤師と薬局薬剤師がスモールグループディスカッションをするという内容で，このスタイルを継続することが，持続可能化という意味合いでの薬薬連携だとわれわれは考えています．特に，薬薬連携の方法論が乱立している点について膝を突き合わせて話し合い，効率化と質の向上を目指した共通資材や規定の設定をし，それを今度は二次医療圏で広めていくことを想定しています．

裏話的な内容をお話しすると，平成28年度の診療報酬改定後より，医師からの要請だけでなく，「薬剤師が目の前の患者さんの処方応需に関して必要を認めた情報」の病院への提供にも点数がつきました．保険薬局薬剤師がトレーシングレポートを書くことへの点数です．でも全然普及しなかったんですね．それで平成30年にその理由をアンケート調査したところ，最も多かったのが「医師からの求めがないから」という理由でした．

それを受けて東京都は，薬局―病院間において積極的に服薬情報などを共有できる環境の整備，そして薬局薬剤師から情報発信をする意識・姿勢の変容が必要であることを述べています．そこに当院は，基本的な情報提供の方法と，その活用方法を提示するという役割を担っている点も大きなポイントと考えています．

薬薬連携効率化のためのトレーシングレポートの仕掛け

薬薬連携の普及と質向上にはさまざまな課題があります．現場からも課題を吸い上げて，どのようなところで何が足りないのかを明確にし，結果的にはトレーシングレポートを書くハードルが高いという問題を解消していきたいです．ただ，病院薬剤師も薬局薬剤師も時間が全然ないです．そのため時間捻出に関して，東京都がん薬物療法協議会コアメンバーの討論において，2つの仕掛けを考えています．

まず1つめは，副作用グレードの共有のしくみです．Excel版のトレーシングレポートに悪心・嘔吐，下痢，便秘などの記載があり，そのプルダウンをクリックしていくと，副作用グレードの記載を選択できます．それぞれの副作用については解説文が用意されていて，例えば「悪心で通常の5割未満の食事摂取量」であればグレード3と表記できます．患者さんとの面談時に得られた副作用の度合いを，薬剤師がそのままグレード表記することで，共通言語で病院に還元できるというしくみです．これに関しては，既卒薬剤師や学生が閲覧可能な動画を現在作成しています．この先には，二次元バーコードを用いて患者さん自身が自分の時間で患者さん用説明動画を見て，今の副作用の状況を薬局薬剤師に伝えていただき，より正確な情報がトレーシングレポートに反映されるようなしくみを考えています．

もう1つは，このトレーシングレポートの右上に，送信元の薬局薬剤師が選択する「報告カテゴリ」を設定しました．これにはA～Eのカテゴリがあります．まずAは「報告内容に対して病院薬剤師から即座に回答が欲しい」場合です．患者さんが処方変更をする必

がん研有明病院薬剤部の ABCセミナーの楽屋話

要があるなどの場合は，トレーシングレポートではなくて疑義照会が必要ですが，疑義照会の一歩手前くらいの内容がAです．Bは「何かしら患者さんから報告があったけれども，それほど重い案件ではない，ないしは一過性の症状」の場合です．Cは「治療が非常に上手くいっていて，アドヒアランスも良好である」という場合．これも経過良好という患者さんの報告として，レポートの一つだと考えています．Cのトレーシングレポートを送ったら，受け取った病院薬剤師は電子カルテにそのまま取り込んで，経過良好であると一言添えて，当該薬局にレポートを受け取りましたと返信すればそれで事が済むような内容です．Dは「トレーシングレポートに付随して残薬調整，服薬タイミング，一包化，剤形変更」を行った場合です．Eに関しては，がん緊急症（oncology emergency）では即座に患者さんを医療機関にトリアージする必要がありますが，薬局薬剤師としては患者さんがどこの病院に行くかはわかりません．そこで医療機関に事後報告として，「このような事象を当薬局では受け付けました，その後いかがですか」というレポートがEに該当します．それぞれのトレーシングレポートに送信元がカテゴリを設定することで，人員や時間の采配がわかりやすくなることを目的としています．このような仕掛けを広めていきたいと考えています．

── 報告カテゴリの設定などについて，今後どのように情報を共有していく予定ですか？

清水先生 三団体合同の研修会において，引き続き啓発を続けていきます．それから東京都がん薬物療法協議会では，オリジナルのホームページを作りました．そこに先述のトレーシングレポートをアップしていって，そ

の使い勝手などについてもアンケートをとっていきたいと考えています．また，二次医療圏における小規模の勉強会において，時間捻出の仕掛けを広めていきたいと考えます．

胃がんの薬物療法で注意すべきポイント

── 胃がんのテーマでは，どのような内容をお話しされる予定ですか？

青山先生 対面での講演をイメージして，ただ聞いているだけにはならないようにセミナーを行っています．

セミナーでは，最初は胃がんの治療や基礎知識の調べ方について，例えばガイドラインや国立がん研究センターのwebサイトなどから誰でも調べられるという内容を解説する予定です．

治療の流れについては，「こういう患者がいたらどういう治療を選択しますか？」という問いかけから始めて，その治療に関するガイドラインの調べ方から，「ガイドラインではこのように解説されているなかで，皆さんはどれを選びますか？」というクイズ形式で説明したいと思っています．今回は，胃がんの術後の患者さんは胃を切除していて，解剖学的にもさまざまな状況が変わるので，治療と副作用を絡めながら，実際にどのように支持療法を展開するかについて解説します．

── 胃がんについて，他のがん種と比べて特徴的なところはありますか？

青山先生 基本的に胃を手術で取るので，術後の患者さんではダンピング症候群が起こりやすく，また胃がんの化学療法の開始前から，胃がんそのものの症状として悪心・嘔吐の症

状や嚥下困難感が出ている患者さんが多いところが胃がんの特徴です．ほかにも飲水できなくなっているために，脱水傾向になっていて，腎機能が悪い患者さんが多いのも特徴の一つです．

── 胃がんの薬物療法について，特徴的な薬剤や，臨床でよくみられる副作用などはありますか？

青山先生 最近だとビロイ®（ゾルベツキシマブ）という薬が使われるようになって，投与中に悪心・嘔吐の症状が出るとても特徴的な薬剤なので，トピックスになっています．あとはフッ化ピリミジン系抗がん薬がやはりキードラッグになるので，薬局薬剤師にも馴染み深い経口抗がん薬では，S-1やゼローダ®（カペシタビン）などの治療が重要となります．

── 胃がんの患者さんについて，薬剤師が注意しておくべき点などはありますか？

青山先生 先述のように，胃がんの患者さんは初めから胃腸症状を訴えている場合が多く，食べ物が食べづらい患者さんが多いので，腎機能が悪かったり，低栄養状態になっている患者さんが多いです．なので進行・再発の胃がんについては，腎機能が悪くなっているとS-1やカペシタビンも腎機能で投与量調整をしたり，内服の治療自体が難しいために，初めからポートを使った点滴に変えたりする必要がある点が特徴です．

　術後の化学療法では，胃全摘か，または幽門部や噴門部だけを切除している患者さんかで状況は変わってきますが，どの場合でも胃を切除していることによる病態が現れます．

化学療法の副作用ではなく，治療を始める前からあまり食べられない，むかむかしているなどの症状が出ているのが特徴です．

── 実際に現場では，ダンピング症候群や，胃がんそのものによる胃腸症状と，化学療法の副作用による胃腸症状を見分けることが重要になりますか？

青山先生 はい．胃がんはその点が特徴なので，胃がんの症状やダンピング症候群と副作用の下痢や悪心・嘔吐を間違えないように，というところを解説したいと思っています．

受講者の方々へのメッセージ

── 今回のセミナーを通じて，受講者の方に伝えたいメッセージはありますか？

清水先生 先ほど青山先生から話のあった，セミナー内での面白い仕掛けなどもあり，基本知識が身につくことに加えて，がん薬物療法の心のハードルは下がると思います．知識をつけたのであれば，その知識を活用して患者さんと接して，情報を連携していただきたいと思います．せっかく身につけたスキルを活かして，病院や薬局をじゅんぐりと循環できるような，患者安全につながる情報連携を皆さんと構築したいと考えています．

青山先生 ABCセミナーをとおして学んだことを，ぜひ臨床に還元しながら，先ほど清水先生から話のあった薬薬連携にもつながることを期待しています．薬剤師として，患者さんのためになれるといいなと思っています．

がん研有明病院薬剤部の ABCセミナーの楽屋話

スライド Pick Up

\\ 青山先生 //

悪心について

今回化学療法で考えられる原因
・**化学療法**
・胃摘出（グレリン産生低下）
・電解質異常（Na, Mg, Ca, Zn など）
・低栄養（ビタミンB_{12}不足）
・**消化管の問題（イレウスや便秘**, 腹水, ダンピング症候群, 逆流性食道炎など）
・頭蓋内圧亢進（脳転移など）
・高血糖, 緑内障, 狭心症, メニエール病
・薬剤：ジギタリス, テオフィリン, SSRI/SNRI, オピオイドなど

SSRI：選択的セロトニン再取り込み阻害薬, SNRI：セロトニン・ノルアドレナリン再取り込み阻害薬

化学療法時の悪心・嘔吐に対して, 適切な薬剤提案につなげるため, 化学療法の副作用かどうか要因を検討することが重要です.

\\ 清水先生 //

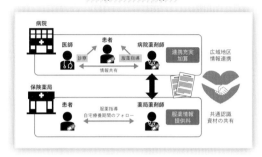

患者情報共有には, トレーシングレポート記載において「①有害事象のグレード表記, ②送信元のカテゴリ設定」といった, 時間の捻出にかかわる創意工夫が要です.

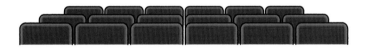

第25回ABCセミナー

日 時 2025年5月14日（水）18：00～19：20
開催方式 Zoom開催 **定 員** 1,000名（先着順）

開催概要はこちら

プログラム
● 18：00～18：40　講義①「胃がんの薬物療法ABC」青山 剛
● 18：40～19：20　講義②「がん治療における薬薬連携・トレーシングレポート」
　　　　　　　　　　清水 久範

　本セミナーは,「連携充実加算」の施設基準「外来化学療法に関わる職員及び地域の保険薬局に勤務する薬剤師等を対象とした研修会等」, および「特定薬剤管理指導加算2」の施設基準「保険医療機関が実施する抗悪性腫瘍剤の化学療法に係る研修会」に該当します.

Gebaita?! 薬剤師の語ログ

第41回　そうだ，学校へ行こう

中嶋 亜紀
(平成調剤薬局 川部店)

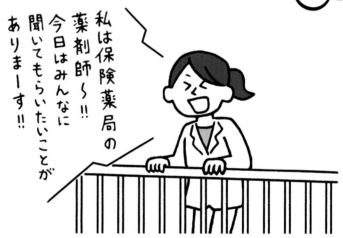

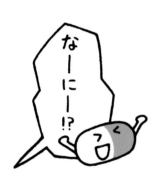

「そうだ，勉強しよう」

　8年前から**学校薬剤師**をしており，こども園1ヵ所と中学校1ヵ所を担当している．こども園に検査しに行くと，突然現れた機械を持った知らない人が珍しいのか，あっという間に子どもたちに周りを取り囲まれ質問攻めにあったり，くっついてくる子がいたりと賑わしい．

「なにしてるのー？」
「これなにー？」
「わたしのなまえは〇〇．おなまえは？」
「ねんどでおうちつくったの．みてみて」
「これ，ピクミン．ピクミンのうた，うたえるー？」
など，元気いっぱい．

　そして，まなびタイムの時間は一生懸命に字を書いたり，数を数えたり．子どもたちがたくさんのことを吸収していっているときのキラキラした感じがとても眩しい．かと思え

Gebaita?! 薬剤師の語ログ

ば，集中力が切れてしまい全く話を聞かなくなる子も．それでも先生たちは上手に気持ちを戻しているところが素晴らしい．そんな子どもたちの姿を見ながら，一緒にお勉強しながら，1時間程度かかる検査を行う．とても癒される時間で，子どもたちにパワーをもらって帰ってくる．

もう1ヵ所の中学校では，さすがに子どもたちがワイワイ話しかけてくることはないが，「こんにちは」と元気にあいさつをしてくれると嬉しい．

私が担当しているのは生徒数550名程度の中学校．5月の給食室の検査時には栄養教諭から「お休みが多いので，どうしても残飯がありますね」と話があった．日によってバラツキはあるものの1日で50人程度のお休みがあったそうで，全校生徒の約1割がつねにお休みしている事実に驚いた．インフルエンザやコロナなどの感染症が流行していたわけではなく，心の不調で学校に来られない生徒が増えているとのこと．

今年の2月には70人程度のお休みにまで増えてきていた．教室へ空気の検査をしに行っても空いている机がチラホラ見受けられたが，全校生徒で合わせるとそこまでの人数になるとは…．そして，ここまで学校に来ていない生徒が増えていたとは…．

保健室で書類を記載しているときにも体調不良を訴える生徒の訪室があったが，保健室がいつも生徒でいっぱいという感じはなかった．養護教諭の話では，そもそも体調が悪いときは登校しないという現実があるようだった．コロナ禍では体調が悪いときは休むように言われてきたため，そのような傾向になってきているのだろう．私のような年代だと，以前は「熱があっても休めないときに○○！」や「24時間働けますか？」というCMがあったように，薬を飲んででも何とかして働かなければ！という考えだった．しかしここ数年は，かぜを引いたとか，熱っぽいなどの症状があれば休んでもらうようになった．**体調が悪くても無理して働くというのは美徳でもなんでもないのである．**

また，家族の在り方の変化もあり，共働きの家庭が増えている．親が子どもよりも先に家を出ることも多くなり，学校から連絡あるまで子どもが登校しなかったことに気づかない場合もあるそうだ．学校から連絡を入れたとしても「子どもが行きたがらないのであれば，今日はお休みでいいです」と返答されることもあると．そのような現状にも驚きだったが，世の中の流れが変わっていることを知った．

教室の中だけに制限されない学習機会の提供

このような現実を知り，担当校の校長からも近年の教育現場の変化を伺った．私の担当する学校が特別なのではなく，不登校児童生徒数は全国的に急増している．2022年度の統計では，全国の小・中学校で不登校状態にある児童生徒数は約30万人とのこと．30万人近くの子どもたちが十分な学びを得られない状況となっている．新型コロナウイルスの影

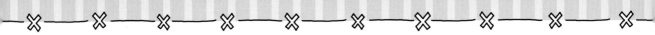

響もあり，生活環境や人との関わり方が変わり，子どもたちの不安や悩みは多様化しているようだ．

このような状況をふまえて2023年3月に急増する不登校児童への新しい支援策として「COCOLOプラン（誰一人取り残されない学びの保障に向けた不登校対策）」が文部科学省から発表された[1]．COCOLOとは"Comfortable, Customized and Optimized Locations of learning"の略で「快適で個別化された最適な学びの場所」を表している．COCOLOプランが目指すのは「教室での授業にとどまらない学習機会の提供」である．このような考え方が広まってきたことで，学校中心であった学習環境が大きく変わってきているのだと思う．

COCOLOプランを構成する3つの柱

①不登校の児童生徒すべての学びの場を確保し，学びたいと思ったときに学べる環境を整える
- 不登校特例校の設置を促進
- 校内教育支援センター（スペシャルサポートチームなど）の設置を促進
- 教育支援センターの機能を強化
- 高等学校等においても柔軟で質の高い学びを保障
- 多様な学びの場，居場所を確保

②心の小さなSOSを見逃さず，「チーム学校」で支援する
- 1人1台端末を活用した心や体調の変化の早期発見を促進
- 「チーム学校」による早期支援を促進
- 1人で悩みを抱え込まないよう保護者を支援

③学校の風土の「見える化」を通して，学校を「みんなが安心して学べる」場所にする
- 学校の風土を「見える化」
- 学校で過ごす時間のなかで最も長い「授業」を改善
- いじめ等の問題行動に対しては毅然とした対応を徹底
- 児童生徒が主体的に参加した校則等の見直しの推進
- 快適で温かみのある学校としての環境整備
- 障害や国籍言語等の違いにかかわらず，いろいろな個性や意見を認め合う共生社会を学ぶ場に

このように，場所にとらわれることなく，すべての子どもたちが学びを止めることなく安心して学習し，成長することができるよう環境づくりが進められている．また，子どもたちだけではなく，保護者に対しての支援強化も重要な取り組みである．子どもも大人も，みんなが一人で抱え込み閉じこもってしまうことがないよう，学校・行政・民間が協力した体制がつくられてきている（図）[1]．

子どもも大人も必要な助けや支えが得られる社会へ

今回，COCOLOプランのような取り組みを文部科学省が進めていることを初めて知った．学校薬剤師を何年も続けているだけではなく，私自身にも小学生の息子がいるという

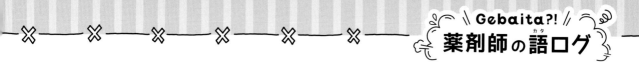

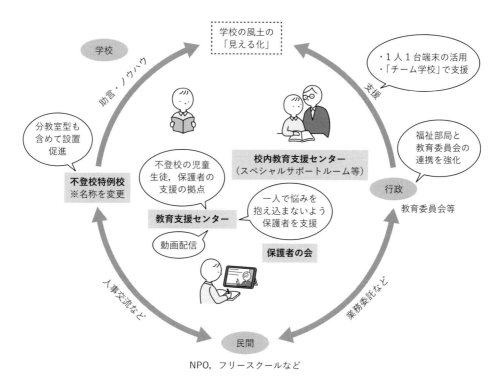

[図] COCOLOプランにおける学校・行政・民間の協力体制

（文献1を参考に作成）

のに，これほどまでの取り組みが進められていることを十分に把握できていなかった．民間のフリースクールやオンラインフリースクールなどが存在することは知っていたものの，詳細を知ろうとしていなかった．

　担当中学校で伺った話では，新学期などに「頑張ろう」と思って登校をしても，一日を通して授業内容が全く理解できずついていけず，登校を挫折してしまう子も多いそうだ．学校へ行くことがすべてではなく，周りのサポートによって学びを続けていける環境を提示し，その子らしく成長していける世の中になっているのだということを私自身も知っておかなければいけない．そして，安心して大人への一歩を踏み出せるような社会をつくっていけるといいなと思う．

PROFILE & UPDATE

子どもの二分の一成人式がありました．いつから行われるようになったのか？ 子どもの成長に，ついつい涙が…．

● 文献
1) 文部科学省：誰一人取り残されない学びの保障に向けた不登校対策（COCOLOプラン）．2023. https://www.mext.go.jp/content/20230418-mxt_jidou02-000028870-cc.pdf

ぐっとよくなる！漢方処方 快訣ビフォー ⇄ アフター 第17回

「もう一つの選択肢」としての漢方治療
化膿性疾患に対する戦略を流用する

津田 篤太郎(新潟医療福祉大学リハビリテーション学部 鍼灸健康学科　教授)

今回の症例　40歳女性

- 月経前の気分の落ち込み・疲労感に対して下記漢方薬を処方され，それなりに効果があった．
- 来院2ヵ月前から右乳腺が腫脹し，他院で切開排膿の処置を2度繰り返した．
- 病理検査も受け，「肉芽腫性乳腺炎」と診断された．
- 全身精査で副腎にも腫瘤が認められ，採血所見で副腎機能の低下も指摘されている．
- 今後，さらにもう一度切開排膿の処置を要する病変が出現した場合には，副腎皮質ステロイドの内服投与を検討すると主治医から告げられている．
- 舌証は微白苔で舌下静脈の怒張なし．脈証は沈でやや数．腹証は左右の胸脇苦満を認め，心下の痞えがかなり強い．左右の臍傍圧痛も認める．

処方

加味逍遙散(カミショウヨウサン)(医療用エキス製剤)　2包/日

快訣のヒントを探そう！

西洋医学的に治療が確立していない病態へのアプローチ

　肉芽腫性乳腺炎は1972年にKesslerとWollochによって初めて報告された，比較的まれな乳腺の良性炎症性疾患である．30〜40代の経産婦に好発し，その多くが5年以内の授乳を経験しているとされる．原因ははっきりとしないが，コリネバクテリウム属の感染の関与が疑われている．症状としては乳腺内に有痛性の触知可能な腫瘤を触れ，発赤など皮膚色調の変化を伴うことが多い．3分の1ぐらいの症例で膿瘍化し，穿孔や排膿をみることがある．腋窩のリンパ節腫脹を伴うこともあり，乳がんとの鑑別がしばしば問題となる．経過としては半年から2年ほど寛解と増悪をくり返した末に，症状が落ち着いていくことが多く，まったく無治療でも半数近くが自然治癒するとも言われている．

　筆者は免疫疾患の専門医でもあるので，「肉芽腫」という生体の防衛反応が関与する疾患には興味を惹かれるものがある．肉芽腫性乳腺炎の診断には，病理検査による鑑別が何よりも必要であるが，比較的に鑑別が容易な悪性腫瘍と感染症(特に結核)を除けば，主な鑑別の「対抗馬」は自己

免疫性疾患である．

　生体に細菌が侵入した場合，最初に起こるのが「貪食」，すなわち免疫担当細胞が細菌を「食べる」という反応である．それでも細菌を排除できない場合，「抗体」という飛び道具を使って細菌の感染力を封じたり，死滅させようとするが，なかには「煮ても焼いても喰えない」という連中がいる．

　たとえば結核菌という細菌は，マクロファージ（大食細胞）に食われても，その細胞の中で生き残り，あまつさえ増殖するということまでやってのける．抗体という飛び道具で攻撃しても，ミコール酸という脂質の分厚い鎧でその身を守る結核菌には通用しない．

　では生体は結核菌にどのように立ち向かうのかというと，結核菌と闘って死んだ免疫細胞の周りに，大勢の免疫細胞が「決死隊」となってその外側に集まり，最も外側を線維芽細胞が取り囲んでコラーゲンという糊のようなタンパク質を産生し，カチカチに固めて封じ込めてしまうのである．これが「肉芽腫」と呼ばれるものである．

　この「肉芽腫」という防衛反応は，「煮ても焼いても喰えない」病原体に対し，生体が困り果てた末にひねり出す，"最後の切り札"的な手段である．とてもスマートとは言えず，周囲の正常組織へのダメージも大きい．大して害もない微生物が侵入したときや，微生物もいないのにちょっとした刺激が加わった程度で「肉芽腫」を起こすというのは，免疫の「誤作動」というべき状況である．

　そこで，治療としては副腎皮質ステロイドをはじめとする免疫を抑制する薬剤の投与，ということになるが，こうした薬剤は免疫のすべての過程に効いてしまう．「貪食」や「抗体産生」といった機能も抑えてしまうため，感染のリスクを増やしてしまう．がんのように致命的な病気でもなく，2年くらいの間で自然によくなることが多い病気なので，いろいろと副作用のある薬物療法は選択しづらい．今回の症例でも3回目の切開処置でようやくステロイドが俎上に載るというのはこういったわけなのである．

キードラッグは桔梗

　では，この免疫の「誤作動」に対して漢方はどうアプローチするのか．漢方は細胞生物学に立脚した免疫学の概念をもたないので，「化膿」という現象に着目して，その治療論を整理することから初めてみよう．

　「化膿」は一般的には，外界から侵入する何らかの病原性因子（病邪）に対する反応と考えられる．そうなると，発熱性感染症の治療理論である「傷寒論」の枠組みが応用できそうである．連載初回でも述べたように，「傷寒論」の枠組みとは病気を6つのフェーズに分けて，それぞれの局面で生体の抗病反応を最適化する薬方を投与し，回復を促進することを企図したものである．前半の3つのフェーズが「急性期＝陽病期」であり，後半の3つのフェーズが「慢性期＝陰病期」である．

　表皮から侵入した病邪は，発赤やかゆみを主体とする紅斑性変化を呈する．この時期を「陽病の初め＝太陽病」と見立てて，麻黄（マオウ）や桂枝（ケイシ）など発汗作用のある生薬で病邪を追い出すことがよくなされる．これで病邪を駆逐できないと，病変は真皮のほうへ広がり，丘疹へと発達する．もはや体表面から病邪を追い出すことはできず，柴胡（サイコ）や黄芩（オウゴン）など消炎作用がメインの生薬が使われる．

　この時期を少陽病期とすれば，次の陽明病期は病変がさらに付属器や皮下組織をも巻き込み，水疱や膿瘍，蜂窩織炎など，派手に組織障害を起こす時期である．治療としては壊死組織や不良

肉芽を排除し，必要に応じて膿の除去も必要となるため，大黄（ダイオウ）や枳実（キジツ）など気血の巡りを強力に促進する生薬を用いて「内科的デブリドマン」を試みることになる．その後，例えば褥瘡のように創傷治癒遅延をきたすようになると，「慢性期＝陰病期」に転じたと考えることができ，黄耆（オウギ）や人参（ニンジン），当帰など気血を補う生薬の出番になる．

　したがって「傷寒論」の枠組みで考えると，「化膿」は少陽病〜陽明病の時期に起こる現象であると言える．この時期に用いられる漢方処方に，十味敗毒湯（ジュウミハイドクトウ），托裏消毒飲（タクリショウドクイン），排膿散及湯（ハイノウサンキュウトウ）がある．このうち十味敗毒湯は柴胡を含んでおり，まだ壊死や膿瘍化する手前の炎症メインの時期がよいとされる．これに対し托裏消毒飲は茯苓（ブクリョウ）や川芎（センキュウ）といった水滞や瘀血を改善する生薬を含む一方で，人参や黄耆，そして当帰といった気血を補う生薬も入っている複雑な処方である．幕末明治期の漢方の大家であった浅田宗伯（あさだそうはく）（1815-1894）は，その使い分けについて，「一切の腫物，初して熱ある時は，十敗湯を用い，潰るるや否や分明ならざる時は，托裏消毒飲」を用いるのがよいと記している．

　これらの処方にはいずれも桔梗（キキョウ）が含まれている．桔梗には消炎作用のほか，去痰や排膿にも働くとされる．この桔梗の薬能を前面に押し出した処方が排膿散及湯である．排膿散及湯は，桔梗のほかに枳実・芍薬（シャクヤク）・大棗（タイソウ）・甘草（カンゾウ）・生姜（ショウキョウ）を含んでいるが，このうち大棗・生姜・甘草は胃腸の働きを整えて薬効成分の吸収を高める「脇役」である．そして，芍薬は鎮痛・鎮痙の作用で，枳実は強く気を巡らすことで桔梗のもつ「排膿」の機能を十全に引き出すのである．十味敗毒湯や托裏消毒飲に比較すればシンプルな処方であり，「排膿」という面ではシャープな切れ味を期待できる処方である．浅田宗伯も「諸瘡瘍を排撻するの効尤も捷なり」と評している．

　今回の症例は感染症による膿瘍ではないので，「排膿」だけを目論んだところで効果が薄いのではないかと考えた．柴胡や黄芩などでしっかりと「消炎」を効かせて，免疫の誤作動にタガをはめる必要がある．腹証ではかなりみぞおちのつかえがひどいので，柴胡剤のなかでも最も「実証」寄りのタイプに使う大柴胡湯を選択することにした．

　大柴胡湯は，柴胡・黄芩・半夏（ハンゲ）・芍薬・枳実・大棗・生姜・大黄の8つの生薬から構成されている．なんと，排膿散及湯の6つの生薬のうち4つが重複しており，あとは桔梗と甘草からなる桔梗湯を加えれば「完成」とある．しかし，甘草は気を補う方向に働くので，活性化した免疫細胞に炎症を起こすパワーを与えてしまう可能性がある．

　こういうときに便利なエキス剤があって，その名も「桔梗石膏」である．石膏であれば第10回（2024年10月号）で触れたように"実熱"を冷ます作用があるので，今回のような炎症性疾患にはうってつけである．

　本症例はやや軟便の傾向があったため，大柴胡湯去大黄エキス1日2包と，桔梗石膏エキス1日2包の組み合わせで処方したところ，わずか1ヵ月で乳腺の炎症は改善傾向となりステロイド投与は不要と判断された．さらに1ヵ月後，乳腺のしこりはまったくなくなり，画像検査で副腎の腫瘍も縮小傾向となった．CRP（C反応性タンパク質）も漢方服薬前は0.77mg/dLであったのが，服薬2ヵ月後には0.12mg/dLに低下した．

処方提案

- 化膿性病変が「陰病期」となって創傷治癒の遅延をきたしている症例には千金内托散(センキンナイクサン)がよいとされるが,エキス製剤は保険未収載であるため,十全大補湯に桔梗湯や桔梗石膏を加えて代用することもある.
- 極端に体力が落ちている場合は十全大補湯(ジュウゼンダイホトウ)でも胃もたれや食欲不振をきたすことがあり,その場合は黄耆建中湯(オウギケンチュウトウ)を用いる
- 上気道炎で扁桃がひどく腫れたり,頸部リンパ節が腫脹する場合には,小柴胡湯加桔梗石膏(ショウサイコトウカキキョウセッコウ)というエキス剤がある.これだと小柴胡湯と桔梗石膏の2種類のエキス剤を混合する必要はなく,便利である.

まとめ

西洋医学的に治療が定まっていない病気でも,漢方の独自の考え方を応用させることで患者さんにとって新たな選択肢を提供することができる.特に生命予後は良好な疾患に副作用が大きい治療を行わなければならない場合は,漢方を試してみる価値は十分あると考えられる.

とびだせ ヤッキョクの仲間たち

キャラ紹介

ヤッキョクグマ
6年目の薬剤師.ピッキングが得意.どんな時でも正確なため,調剤室にいるだけでみんなに安心感を与えている.

アライ君
2年目の後輩薬剤師.少しおっちょこちょいだが,前向きに成長中.最近当直に慣れてきた.薬物動態を学びたい.

クマダ先輩
10年目の中堅薬剤師.気が付けば病棟に足が向くほど,服薬指導が好き.最近は薬薬連携にも力を入れている.

アザラシ先生
薬剤部長も兼任している医師.忙しそうだが,優しくおおらかでいつでも相談にのってくれる.ノリもいい.

イラスト:あべたみお
キャラ紹介:「薬局」編集部

◆ 薬剤師力の型
―新たな思考と行動プランを手に入れろ！

編集幹事
望月敬浩（静岡県立静岡がんセンター RMQC室）
島田　泉（新潟大学医歯学総合病院 薬剤部）
安藝敬生（小倉記念病院 薬剤部）

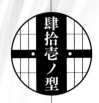

効果および安全性，価格が最適な薬剤を提案せよ！

武蔵野会新座病院 薬剤科　**安藤正純**

事例　「医薬品の効果と費用のバランスを考えることは，患者の治療継続性が高まることを知ろう！」

薬剤師A：病院薬剤師歴3年目の若手薬剤師
薬剤師B：病院薬剤師歴15年目の薬剤科長
ケースワーカーC：10年目の経験豊富なケースワーカー
医　師D：回復期病院でも勤務が豊富なベテラン医師

　薬剤師Aは3年目になり，セントラル業務や病棟業務を積極的にこなせるようになった回復期リハビリテーション病院に勤務する薬剤師である．病棟カンファレンスに参加していたところ，ある患者が腰部脊柱管狭窄症手術後のリハビリが終了したため，転院を検討していることが共有された．ケースワーカーより，薬剤費を抑えられないかという相談があった．

ケースワーカーC：リハビリスタッフより患者さんの機能回復訓練が終了したと報告を受けました．転院を検討していますが，ご本人はご自宅への退院を希望されております．患者さんの機能が回復したとはいえ，現在も介護が必要な状態です．ご主人も高齢でヘルパーを入れたとしても介護を十分に行える可能性は低いと思われます．転院先としては，老人保健施設で引き受けていただけそうです．

医　師D：グループホームやサービス付き高齢者向け住宅は難しいかな．

ケースワーカーC：この患者さんは資金的な余裕が少なく，費用を抑えたいというご希望があります．

医　師D：それでは老人保健施設で話を進めましょう．何か気を付けることはありますか？

ケースワーカーC：先方のベッドに空きがあれば問題はないです．あとは，薬剤費を今よりも下げることはできませんか？

薬剤師A：当院は回復期リハビリテーション病院なので，入院時に効果が同等でより安価な薬剤を選んでいるので問題ないと思います．

ケースワーカーC：以前，アミティーザ®が下剤の中でも比較的薬価が高いと聞いたことがありますが，どうでしょうか？

薬剤師A：ああ，確かに先発医薬品ですね．酸化マグネシウムは腸管での吸湿性を高めることで，センノシドは刺激性下剤で腸管の収縮を促すことで排便を促進します．ルビプロストンであるアミティーザ®は腸管の水分量を増やすことで便通をよくする作用がありますが，比較的新しい薬であり高価です．刺激性下剤は積極的には使いにくいので，酸化マグネシウムへの変更はいかがでしょうか．

医　師D：そうだね．酸化マグネシウムへ変更するよ．それでいいかな．

ケースワーカーC：了解しました．その内容で先方に相談してみます．

【カルテから読み取ったサマリ】

患者背景：80代女性．腰部脊柱管狭窄症，急性期病院での手術後の機能回復のため回復期リハビリテーション病院へ入院．

【検査値】

AST 33 U/L，ALT 28 U/L，CRE 1.1 mg/dL，eGFR 46.72 mL/分，Hb 11.8 g/dL，ALB 4.2 g/dL，LDL 125 mg/dL，HDL 55 mg/dL，空腹時血糖値 99 mg/dL，HbA1c 4.8%，血圧 135/85 mmHg

【内服薬】

・ロスバスタチン錠5mg　1回1錠　1日1回　朝食後
・アムロジピン錠5mg　1回1錠　1日1回　朝食後
・テルミサルタン錠40mg　1回1錠　1日1回　朝食後
・ロキソプロフェン錠60mg　1回1錠　1日3回　朝昼夕食後
・アミティーザ®カプセル24μg　1回1カプセル　1日2回　朝夕食後

入院時に効果と安全性が同等で価格も抑えたフォーミュラリに則って変更しているはずと思い込んでいた薬剤師Aは，カンファレンスでの予想をしていなかった相談に，とっさに下剤として酸化マグネシウムへの変更を提案した．薬局に戻った薬剤師Aは，先輩薬剤師Bに報告した．

● 解決への糸口を見つける

薬剤師A：カンファレンスに参加してきまして，腰部脊柱管狭窄症手術後の患者さんが老人保健施設へ転院することになりました．薬価を下げるため，先発医薬品のアミティーザ®から酸化マグネシウムへの変更を提案したのですが，大丈夫ですか？

薬剤師B：その患者さん，ほかにはどんな薬を服用しているかな？

薬剤師A：現在は内服薬のみです（カルテの【内服薬】を見せる）．

薬剤師B：確かにアミティーザ®を酸化マグネシウムに変更する案はいいね．服用中のロスバスタチンと酸化マグネシウムの相性はよくない気がするけれど……．

薬剤師A：相互作用ですか，確かにこの2剤は併用注意ですね．金井ら[1]のフォーミュラリの同等量計算によると，HMG-CoA受容体拮抗薬（スタチン）のストロングスタチンに同じようなLDLコレステロールの低下作用があったので，ほかの薬剤に変更すればよいでしょうか．

薬剤師B：そうだね．等価換算表（表）を見ながら薬剤変更ができるか考えてみようか．それと薬価も確認しましょう．

表　HMG-CoA還元酵素阻害薬の用量換算

薬剤名（一般名）	用量換算(mg)				
ロスバスタチン			2.5	5	10
ピタバスタチン			1	2	4
アトルバスタチン			5	10	20
プラバスタチン	5	10	20		
フルバスタチン	20	30	60		

　ここで，フォーミュラリについて整理する．フォーミュラリとは，有効性と安全性が同等であり，既存治療でコントロール可能な症例に対し，費用を考慮して薬剤を選択できることであり，効果的かつ経済的観点から医薬品を適正使用するための院内や地域の採用医薬品を絞り込むことである[2]．これは同種同効薬の中で最も効果的で安価な薬剤の処方を施すことでもある．

　わが国では日本フォーミュラリ学会が設立されており，会員限定でモデルフォーミュラリを開示している[3]．これらの情報を参考に自身の施設で検討することも非常に重要ではないかと思う．

　日本フォーミュラリ学会が推奨しているHMG-CoA還元酵素阻害薬（スタチン）フォーミュラリによると，推奨薬はロスバスタチンとなっている．オプションとして，アトルバスタチンまたはピタバスタチンが推薦されている．この患者にはロスバスタチンが処方されていた．フォーミュラリ学会のロスバスタチン推奨の理由として，水溶性スタチンでありストロングスタチンのなかでも薬物相互作用が少ないことや，承認用量の幅が最も大きいことがあげられる（1回2.5mg～最大20mg）．また，同力価における薬価がほかの同効薬と比較しても最も低いことも推奨されている要因である．フォーミュラリーのなかで，アトルバスタチンとピタバスタチンはストロングスタチンであり，スタンダードスタチンと比較してLDL-コレステロール値の低下作用が強力であるが，後発医薬品のロスバスタチンと比較して薬価が高いと指摘されている．

　ロスバスタチンのインタビューフォームでは，水酸化アルミニウムと水酸化マグネシウムを含有する制酸薬と本剤とを併用したとき，本剤のC_{max}および血中濃度曲線下面積$(AUC)_{0-24h}$はそれぞれ単独投与時の50％および46％まで低下したとの記載がある[4]．平野らはロスバスタチンと酸化マグネシウムの併用でロスバスタチンの効果の

減弱を指摘している[5]．

　1日の薬価という視点では，ロスバスタチンをアトルバスタチンもしくはピタバスタチンに変更することは問題ないと思われる．同等量で考えると，ロスバスタチン5mgの1日薬価は10.1円，アトルバスタチン10mgは15.8円，ピタバスタチン2mgは17.8円となる．

　慢性便秘症治療薬フォーミュラリによると，推奨薬は酸化マグネシウムであり，アミティーザ®はオプションとなっている．酸化マグネシウムの推奨理由としては，後発医薬品が販売されており，経済性にも優れ，効果・安全性が高いことがあげられている．アミティーザ®は軟カプセルであるため分割ができないが，規格が複数あるため用量の調節がしやすいと記載されている．価格は酸化マグネシウムが17～34円/日程度，アミティーザ®は200円/日程度必要になる．

　このことから，患者の下剤として酸化マグネシウムを選択することは，効果および安全性，価格も含めて第1選択だと考えてよさそうである．

薬剤師A：アミティーザ®は薬価が高いのですね，それほど意識していませんでした．酸化マグネシウムに変更した場合ですと，1日あたり160円から170円程度削減できそうですね．

薬剤師B：価格を把握することも重要だね．1日160円だと，ひと月で4,800円の削減効果だね．急性期病院だと意外と見過ごされている1日の薬代も，老人保健施設は把握していることが多いから，こういう地道な医薬品費を下げることはとても重要になるよ．ほかにも，治療の継続性を高めることも医療者が考える重要なことだから，転院する前に薬剤を変更して，患者さんの忍容性を確認してくことも重要だよ．

薬剤師A：はい．次にスタチンですけれど，ロスバスタチンはストロングスタチンのなかでは，一番薬価が抑えられていることがわかりました．医師はエビデンスと価格を考慮されていたのですね．変更するなら，アトルバスタチン10mgは15.8円/日，ピタバスタチン2mgは17.8円/日だからアトルバスタチンがいいですね．

● Good Practice！

◆ 薬剤師Bの視点

　薬剤師Aは無事に酸化マグネシウムとの相互作用を検討し，ロスバスタチン錠からアトルバスタチン錠の変更を考えついたけれど，もう少し検討してもよいかもしれない．アトルバスタチンの主な代謝経路はシトクロムP450（CYP）3A4となっている[6]．CYP3Aを代謝経路とする薬剤は多く，相互作用に気を付けなければならない．今回の患者さんは高血圧治療薬としてアムロジピンを服用している．このほかにもクラリスロマイシンやアゾール系の抗真菌薬への注意も必要となる．また80代女性というところから，今後感染症に罹患する可能性も考慮に入れたほうがよいかもしれない．

　老人保健施設へ転院する予定であるが，自宅を含め，今後は医薬品に精通した職員

がすぐに対応できる環境が揃わない可能性がある．これらを考慮に入れた対応を行なうと，よりよいだろう．

薬剤師B：ピタバスタチンより安価なアトルバスタチンを選択したんだね．いいと思うよ．けれど，アトルバスタチンとアムロジピンは同じ代謝経路じゃなかったかな？
薬剤師A：えっと……．そうですね，併用注意薬剤になっていますね．そうするとピタバスタチンにしたほうがいいでしょうか．
薬剤師B：いい選択だね．CYP3A4は多くの薬剤が代謝される酵素だよね．アムロジピンやクラリスロマイシンなどが該当するし，アゾール系抗真菌薬も含まれるから，今は処方されていなくても，患者さんの今後の生活で併用される確率が高くなるよね．
薬剤師A：確かにそうですね，ピタバスタチンでいこうと思います．

　　　　　上記をまとめ，薬剤師Aは再びカンファレンスに参加した．

薬剤師A：この患者さんの下剤変更について最終的な確認をしたいです．アミティーザ®を酸化マグネシウムへ変更する予定でしたが，課題が出ます．酸化マグネシウムとロスバスタチンの併用によってロスバスタチンの効果を減弱させてしまう可能性があります．そのため，ここはピタバスタチンへ変更したいと考えています．
医　師D：スタチンも変更しないといけないんだね．アトルバスタチンにするとどうなりますか？
薬剤師A：アトルバスタチンも検討したのですが，患者さんはアムロジピンも服用されています．これらの薬の代謝は同じCYP3A4で行われており，併用注意に該当しています．また，この代謝酵素はクラリスロマイシンやアゾール系真菌薬とも相性が悪いため，今後これらを併用するリスクも考慮してピタバスタチンがよいと判断しました．
ケースワーカーC：いろいろあって難しいですね．転院先の施設が気にしている薬剤費は，結局どうなりそうですか？
薬剤師A：金額でいうと，アミティーザ®から酸化マグネシウムへ変更すると，4,800円/月の削減となります．しかし，ロスバスタチンからピタバスタチンへ変更すると，230円/月の増加となります．あわせておよそ4,500円/月程度の削減が見込めます．
医　師D：少し高い薬価のピタバスタチンへ変更しても大した影響はないのだね．相互作用を考えると，アトルバスタチンよりピタバスタチンを選択することも悪くないね，これでいきましょう．退院までに時間があるので，体調の変化がないことを確認してからにしましょう．
ケースワーカーC：わかりました．薬剤費が下がると調整がしやすいです．こちらで先方に打診します．

ちょっと深堀り

今回の処方は，転院先や退院先によってはそのまま退院していたことも十分に考えられる．患者が治療を受ける環境が医療保険であるか介護保険であるかにより，治療費のランニングコストの意識が異なるかもしれない．しかし，保険の種類に関わらず，エビデンスがあるのであれば価格も含めて検討していくことは重要である．

今回はアミティーザ®を酸化マグネシウムに変更したが，注意点はなかっただろうか．2015年10月に厚労省より医薬品・医療機器等安全性情報が発出された[7]．長期に酸化マグネシウムを服用することで，「高マグネシウム血症」を引き起こすという注意喚起が行われており，定期的な血清マグネシウム濃度の測定を推奨している．1年に1回程度の測定を推奨する旨を退院サマリーやお薬手帳に記載しておくとよいだろう．

また，地域フォーミュラリという言葉を知っているだろうか？これは各病院内でエビデンスのある薬剤を使うだけでなく，地域全体でエビデンスのある薬剤を使うことを指している．病院やクリニックで処方された薬剤が，地域の薬局でも同じように患者へと渡る仕組みである．例えば患者と話した際に，「同じ薬だけどPTPシートの色や形が異なるから違う薬だと思った」「薬剤師さんに説明されたかもしれないけど，わからないからほっておいた」などといわれたことはないだろうか．薬剤師であれば何も問題ないことでも，患者にとっては理解しにくい場面もしばしば見られる．地域のどの医療機関や薬局から薬が出されても，同じ薬効かつ銘柄まで同じであれば患者にとってわかりやすいだろう．また，患者の理解が早まることで薬剤師の労力も軽減される可能性がある．今まで服用していた薬剤が入院した際に変更され，退院後に元の薬に戻るということもなくなる．これらの作業は臨床現場で薬剤師が多くの時間を割いている地味な作業であり，フォーミュラリはこれらの作業を大幅に減らすことができると考えられる．効果だけでなく，忍容性を考慮に入れながら最適な治療を心がけたい．

今回見つけた新たな思考と行動プラン

・患者さんはさまざまな機能の医療機関で治療していることを理解しよう
・エビデンスがあるから全ての薬を変更できるわけでないことを理解しよう

患者さんは急性期病院と自宅のみで治療を行っているわけではないことを事例を通じて示しました．治療によっては回復期リハビリテーション病院を経由し，ご自宅や施設へ入所されることもあります．特に療養型の病院や介護保険を使い施設への入所の場合，1日あたりの薬剤費を確認されることがあります．

フォーミュラリはエビデンスと安全性のある薬剤かつ安価な薬剤を使うということで，治療の継続性を高めることを目的としています．一方で，薬剤費を前面に考え本来の治療の目的から外れないか慎重に検討する必要があります．今回の事例では，薬

剤の変更にあたり主治医への確認を行っています．そして，在院中に薬剤の変更を行い，患者さんの忍容性を確認してから退院の手続きを取っています．フォーミュラリは急性期病院，回復期リハビリテーション病院，療養型病院，グループホームなど，どのステージでも使うべき重要なツールだと考えます．ぜひ，みなさんも積極的に学んで活用してください．

最後にフォーミュラリの現状についてお話します．地域フォーミュラリは地域ぐるみで薬の適正使用に取り組んでいます．全国でも大阪府，北海道，山形県など地域の医師会・歯科医師会・薬剤師会が連携し地域フォーミュラリを進めています．筆者の所属している埼玉県朝霞地区でも三師会が勉強会を通じて地域フォーミュラリを作成しています．ぜひ，みなさんの地域でも薬の適正使用に向けて活動してください．

【引用文献】

1) Kanai N, et al：Influence of Hospital Formularies on Outpatient Prescribing Practices: Analysis of the Introduction of a Local Formulary: A Single-Center, 2-Year Follow-Up, Retrospective Cohort Study of a Local Formulary in Japan. Inquiry, Jan-Dec：59：469580221087876, 2022.
2) Tyler LS, et al：ASHP guidelines on the pharmacy and therapeutics committee and the formulary system. Am J Health Sys Pharm, 65：1272-1283, 2008.
3) 日本フォーミュラリ学会．Available at： https://formulary.or.jp/
4) クレストール®錠2.5mgインタビューフォーム，2024年10月（改訂第26版），p53．
5) 平野徹，他：ロスバスタチンと酸化マグネシウムの相互作用を疑った症例．京都薬科大学紀要，3：151-154, 2022．
6) アトルバスタチン錠5mg, 10mgインタビューフォーム，2023年7月改訂（第13版），p25-27．
7) 厚生労働省：医薬品・医療機器等安全性情報No.328, p3．Available at： https://www.mhlw.go.jp/file/06-Seisakujouhou-11120000-Iyakushokuhinkyoku/0000185077.pdf

次回予告 肆拾弐ノ型

抗凝固薬・DOACの特異的中和薬について理解せよ！

事例「抗凝固薬を服用している患者が救急搬送された時，どのように対応していけばよいですか？」

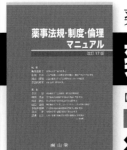

薬事関係法規・制度を知る包括的テキストの決定版！

薬事法規・制度・倫理マニュアル 改訂17版

【編集】亀井美和子・恩田光子・浦山隆雄・赤羽根秀宜

薬学生，MR，薬事関係者の知識の習得・整理に役立つ一冊

- ◆A4判 229頁
- ◆定価 4,620円（本体4,200円＋税10％）
- ◆2025年4月発行
- ◆ISBN 978-4-525-71237-2

詳しくはwebで

 南山堂　〒113-0034 東京都文京区湯島4-1-11
TEL 03-5689-7855　FAX 03-5689-7857（営業）
URL　https://www.nanzando.com
E-mail　eigyo_bu@nanzando.com

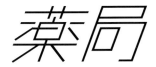

年間購読・書籍申込書／ご送付先内容変更届

「薬局」年間購読のお申し込み

☑ 「薬局」を_____年____月号より年間購読（送料無料）

年間購読料 **33,550** 円（税込）年14冊 ［通常号 2,200 円（税込）×12冊＋9月増刊号 3,300 円（税込）＋3月増刊号 3,850 円（税込）］

雑誌・書籍購入のお申し込み

☑ 「薬局」バックナンバー_____年____月号を____冊

☑ 2024年9月増刊号「西洋医学×東洋医学 解剖生理で学ぶくすりの効きどころ」［3,300円（税込）］

☑ 2025年3月増刊号「みえる！わかる！婦人科・産科・女性医療のくすり」［3,300円（税込）］

☑ その他書籍
　　書名　　　　　　　　　　　　　　　　　　冊数
　　書名　　　　　　　　　　　　　　　　　　冊数

※送料は1回のご注文につき一律440円です．なお、年間購読とセットでお申し込みの場合は送料無料です．

お名前	フリガナ／（姓）　　（名）	電話番号
		FAX番号

送付先ご住所　□□□-□□□□

ご請求先ご住所　□□□-□□□□
上記、ご送付先と異なる場合のみご記入願います

E-mail

☑ 弊社からの新刊書籍情報の配信を希望しない方は□に✓マークをご記入ください．

年間購読送付先変更届

お客様コード（6桁）□□□□□□

____年____月号より変更希望　※お申し込みのタイミングによっては、変更が間に合わないこともございます．

変更前
お名前
ご住所　〒
電話番号　　　　FAX番号

変更後
お名前
ご住所　〒
電話番号　　　　FAX番号

ご希望の方は必要事項をご記入の上、以下のFAX番号にお送りください．
（株）南山堂 営業部

FAX 03-5689-7857

お客様の個人情報を外部へ漏洩することは絶対に行いません．ご記入いただきました個人情報はデータベースとして保管いたしますが、商品の発送および代金振込みの確認以外に使用することはありません．また同意いただけた方のみ、新刊案内等のご連絡をさせていただきます．その場合も不要のご連絡があれば、個人情報は破棄し、以後ご連絡はいたしません．

次号予告

2025年6月号（Vol.76 No.7）

[特集] **生成AI×薬剤師**
明日からのしごとに役立つ基本＆活用術

「薬局」ホームページはこちらから！

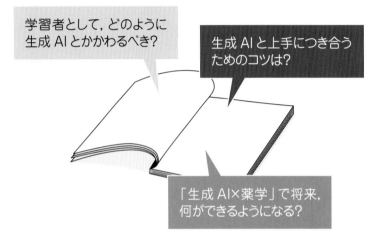

学習者として，どのように生成AIとかかわるべき？

生成AIと上手につき合うためのコツは？

「生成AI×薬学」で将来，何ができるようになる？

・・・・・・ **主な内容** ・・・・・・

- 座談会 ―「生成AIって実際どうなの？」現場活用のリアル
- 生成AIはこうしてできた！―やさしく理解する技術のしくみ
- 今日からできる！「生成AI」はじめ方ガイド
  ・日本で利用できる生成AIいろいろ
  ・生成AIと上手に会話する方法
- 業務にプラス！「生成AI」活用術
  ・院内で配布するチラシを作成する
  ・Excelと生成AIを連携してデータ分析・レポート作成をする
  ・学習動画の要約を行う
  ・翻訳機能を活用する
  ・音声機能を活用する
  ・スマートにメールを返信する
  ・議事録を作る

など

・・・・・・・・・・・・・・・・・・・・・・・・・・

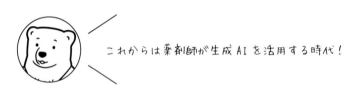
これからは薬剤師が生成AIを活用する時代！

薬局 Vol.76 No.6

© 2025

2025年5月5日発行

発行者
株式会社南山堂　代表者　鈴木幹太　編集長　村井恵美
〒113-0034　東京都文京区湯島4-1-11
TEL 代表 03-5689-7850　www.nanzando.com

978-4-525-94018-8

装丁デザイン　有限会社タイプフェイス
装丁イラスト　あべとみお
DTP　株式会社イオック／クニメディア株式会社／
　　　株式会社ビーコム／有限会社タイプフェイス／
　　　株式会社真興社／ライブコンタクト／
　　　株式会社ファントムグラフィックス／
　　　株式会社新協
印刷　株式会社真興社

JCOPY ＜出版者著作権管理機構 委託出版物＞
複製を行う場合はそのつど事前に（一社）出版者著作権管理機構（電話 03-5244-5088，FAX 03-5244-5089，e-mail: info@jcopy.or.jp）の許諾を得るようお願いいたします．
本書の内容を無断で複製することは，著作権法上での例外を除き禁じられています．また，代行業者等の第三者に依頼してスキャニング，デジタルデータ化を行うことは認められておりません．